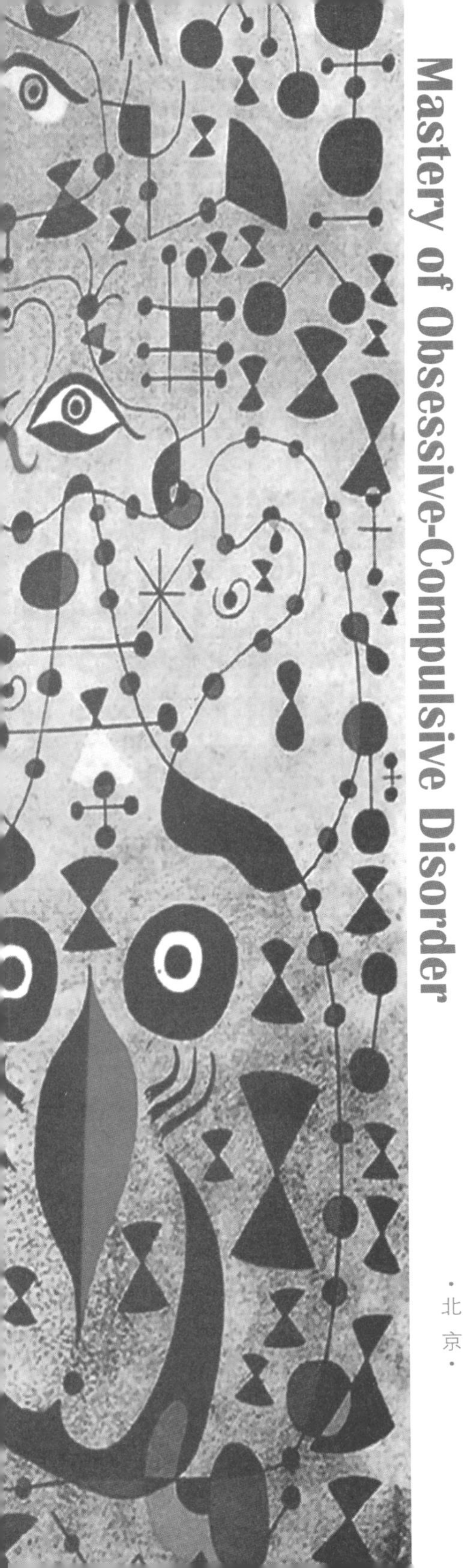

有效的疗法
认知行为治疗丛书

主　编　王建平
副主编　张　宁　孙宏伟

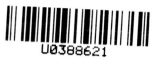

战胜强迫症

治疗师指南

[美]　迈克尔·J·科萨（Michael J. Kozak）
埃德娜·B·福阿（Edna B. Foa）　著
孙宏伟　侯秀梅　译

中国人民大学出版社
·北京·

图书在版编目（CIP）数据

战胜强迫症：治疗师指南/自助手册/（美）科萨，（美）福阿著；孙宏伟等译．
北京：中国人民大学出版社，2009
（有效的疗法——认知行为治疗丛书/主编王建平）
ISBN 978-7-300-11468-2

Ⅰ．战…
Ⅱ．①科… ②福… ③孙…
Ⅲ．强迫症-治疗
Ⅳ．R749.995

中国版本图书馆 CIP 数据核字（2009）第 218427 号

有效的疗法——认知行为治疗丛书
主编　王建平　　副主编　张宁　孙宏伟
战胜强迫症：治疗师指南/自助手册
［美］迈克尔·J·科萨
　　　埃德娜·B·福阿　著
孙宏伟　侯秀梅　杨春燕　译
Zhansheng Qiangpozheng：Zhiliaoshi Zhinan/Zizhu Shouce

出版发行	中国人民大学出版社		
社　　址	北京中关村大街 31 号	**邮政编码**	100080
电　　话	010－62511242（总编室）		010－62511770（质管部）
	010－82501766（邮购部）		010－62514148（门市部）
	010－62515195（发行公司）		010－62515275（盗版举报）
网　　址	http://www.crup.com.cn		
	http://www.ttrnet.com(人大教研网)		
经　　销	新华书店		
印　　刷	天津中印联印务有限公司		
开　　本	720 mm×1000 mm　1/16	**版　　次**	2010 年 1 月第 1 版
印　　张	17 插页 2	**印　　次**	2025 年 1 月第 4 次印刷
字　　数	241 000	**定　　价**	45.00 元

总　序

当人们遇到问题时，首先会自助，想办法自己解决。然而，事情并不总是那么幸运，很多时候需要借助于外力的支持和帮助，在自助的同时求助。对于求助者来说，最重要的是找到针对自己问题的最适合的解决方法、最好的帮助者或者机构；对于助人者来说，最重要的是获得科学的、实用的、有效的治疗方法，并将其灵活地、个人化地、具体化地应用于求助者。“有效的疗法——认知行为治疗丛书”正是基于这样一个理念来做的。

丛书主编戴维·H·巴洛（David H. Barlow）是国际最著名的临床心理学家之一，既有很扎实的理论和研究基础，又有丰富的临床实务经验，是认知行为治疗（CBT）方面的国际顶尖领军人物，其相关著作被翻译成多国文字，在国际临床心理学领域具有广泛和深远的影响。在他的组织和指导下，在某一疾病治疗方面具有丰富经验的优秀的认知行为治疗师都参与了这套丛书的编写。因此，丛书中每本书的作者均为相关方面的杰出学者和治疗师，每本书都是他们的学术成果和临床经验的积累。

这套丛书按照问题或者疾病编排，每一种疾病都从两个角度提供帮助：助人者和自助者，即“治疗师指南”和“自助手册”，以期治疗师和来访者共同努力，协同作战，这将会收到意想不到的效果。

此套丛书根据患者和临床工作者的需要，还在不断地增编和更新中。目前这套丛书已经有 48 种，有的已经出了第三版。我们首批翻译出版了其中的 17 种，以后将会继续跟进。

作为这套丛书的引进者和中文译本的主编，我不敢说熟悉这套丛书的每一位作者，但知道绝大多数，部分很熟悉，他们都是值得信任的专家和治疗师。我有幸在巴洛教授的邀请和资助下于 2006 年 9 月至 2007 年 8 月在波士顿大学临床心理中心（Center for Anxiety and Related Disorders, Boston University）进修访问。这个中心是巴洛教授创立和发展起来的，已经有 20 多年的历史，在美国的临床心理学领域以及民众中享有很高的声誉，每天都有大量的求助者，有些人甚至要排队等两三个月。我就是在这个中心第一次接触到这套丛书的。在这里，不论是临床工作者还是来访者都是人手一册。看到这套丛书如此广受欢迎，我当时就萌生了将其翻译成中文，介绍给我国的治疗师和求助者的想法。接下来的工作特别是与来访者的互动一再证明，这套书的确像原作者前言中所写的那样，只要选对了适应症，将是非常实用、非常好用、非常有效的。它不仅对来访者有用，对咨询师和治疗师有帮助，对学习心理咨询与临床心理的学生也是非常有用的。

看到这套丛书顺利出版了，我非常高兴，这凝聚着所有参与者的心血，反映了所有参与者对我国心理咨询治疗事业的热情，也表明了所有参与者对我国民众心理健康的关注和爱心。在此，我首先感谢我三年美国之行的第一位导师戴维·H·巴洛的邀请、支持和指导；其次感谢丛书的两位副主编张宁教授和孙宏伟教授，以及我们所指导的研究生的努力工作；最后我要感谢中国人民大学出版社为这套丛书的出版所做的一切。感谢也祝贺我们大家的精诚合作！相信来访者和临床工作者一定会从此套丛书中受益匪浅。

由于时间等原因，翻译过程中难免有错误和用词不当之处，还望使用者谅解；更重要的是非常欢迎使用者（临床工作者和来访者）提出宝贵的意见、建议和批评。我的联系方式是：wjphh@bnu. edu. cn，我会尽快答复您，您的反馈对我们的工作是一个促进。感谢每一位参与的人。

王建平　教授

2009 年 12 月 3 日于北京师范大学

前言

本书中的心理社会治疗项目是经验支持治疗系列的一部分。本系列的目的是传授有关具体干预的知识，因为系统研究表明这些干预是有效的。研究表明，在您所处理的具体疾病治疗的疗效方面，这项治疗计划、连同该系列中的其他项目都有实证支持。但是，临床医生与大量具有不同性格的以及在不同条件下治疗的病人打交道，因此，治疗程序中方法的实施是由临床治疗师决定的，这取决于他（或她）对当地临床状况和所照料的病人具体情况的了解。尽管一些数据表明，遵守治疗协议可以产生最好的效果，但在判断达到最佳效果所需要的弹性程度这一点上，只有临床治疗师有机会去做。

我们真诚地希望您能找到对您的临床实践有帮助的治疗方案。本书包含了大部分的心理治疗程序。另外，本书也提供了各种各样的临床材料，您在实施治疗程序时可以参照。本书的目的是协助临床医生对正在实施的具体治疗计划进行系统的顺序管理。因此，它强调每次治疗的相关性、实际信息和练习。同时还介绍了在具体的治疗程序中可能出现的典型的问题，提供了解决这些问题的建议。因此，当浏览案例时，您可能需要回顾相关的个别章节。

虽然本书没有充分描述支持这项治疗的理论方法和经验工作，但是提供了附加信息的参考文献。我们鼓励您去浏览这些文章，以对强迫症有一个全面的了解。如果您有关于改进我们的治疗方法的建议，请告诉我们，这样也可以帮助您为您的患者提供有效的心理治疗。

戴维·H·巴洛（David H. Barlow）
杰出教授，哲学博士

作者简介

迈克尔·J·科萨（Michael J. Kozak），于 1982 年在威斯康星大学麦迪逊分校获得了临床心理学博士学位。现在，他是阿勒格尼大学健康科学的精神病学副教授，同时也是焦虑治疗和研究中心的临床主任。他研究了焦虑症的社会心理治疗和药物治疗的过程与结果，包括恐血症/受伤恐惧症、强迫症、创伤后应激障碍（PTSD）以及社会焦虑。经过了超过 14 年的治疗强迫症的日常临床实践，他的基于暴露的强迫症治疗方法技能获得了很大进步。其学术出版物包括个别案件的研究报告、认知行为治疗的结果对照试验、焦虑症的药物治疗、情感的实验室心理生理研究理论综述性文章和哲学分析。另外，他是美国精神病协会《精神疾病诊断与统计手册》（第四版）的强迫症工作组的成员。

埃德娜·B·福阿（Edna B. Foa），博士，阿勒格尼大学（原宾夕法尼亚医学院和哈尼曼大学）健康科学教授和焦虑治疗研究中心主任，是享誉国际的精神病学和焦虑症治疗方面的权威。她的旨在勾画病因框架及针对性治疗的研究影响极大，她是目前有关强迫症和恐惧症方面的重要专家之一。其为强奸受害者开发的治疗程序被认为是最有效的治疗创伤后遗症的疗法。最近她一直在研究社交恐惧症的精神病理学和治疗，出版了好几本书，100 多篇文章和书籍中的一些章节，曾在世界各地进行广泛的演讲，是强迫症工作组的主席，还担任《精神疾病诊断与统计手册》（第四版）的创伤后应激障碍工作组的副主席。福阿博士获得了许多奖项和荣誉，其中包括“富布莱特杰出教授奖”、美国心理学会科学部颁发的“杰出科学家奖”、第一届行为发展疗法年鉴和美国心理协会颁发的临床心理学“杰出科学贡献奖”。

评论

Drs. Foa 和 Kozak 向我们展示了一个出色的治疗强迫障碍认知行为的方法。这是建立在前人在该领域取得的成果基础上的，他们向我们清晰地展示了怎样评估和治疗有多样强迫症状的强迫症患者。重要的是，他们包含了区别专家和仅能胜任行为治疗师间的细微差别。他们关于治疗不理想时怎样再继续的讨论，仅对这本书而言是物有所值的。初学者和行为治疗专家都将会从这项治疗计划中学到很多，我认为怎样高的评价都不过分。

——John S. March，MD，MPH

杜克大学医学中心儿童青少年焦虑障碍项目带头人

认知行为治疗越来越被公认为是强迫障碍治疗的最有效方法之一。Drs. Foa 和 Kozak 是公认的在这一领域的专家。他们做研究、写论文来指导其他的专业人士。现在他们已经给要克服强迫症的来访者们写了一个绝妙的工作手册。这是每一位受强迫症困扰的人都必须要看的书，也是他们的家人和朋友的必读物。”

——Michael R. Liebowitz，MD

哥伦比亚大学内外科学院临床精神病学教授

NYS 精神病协会焦虑障碍诊所带头人

致谢

在临床科学中，我们是站在前人的肩膀上来扩展研究范围的。我们要感谢诸如 Meyer、Marks 和 Rachman 等人的工作，是他们开创了将行为疗法应用到强迫症的先河。而我们暴露疗法中情感过程的概念化，则在很大程度上是受了另一位开拓者——Peter Lang 的生物信息理论的影响。我们的很多同事近几年进行的研究和实践，也对认知行为疗法的发展做出了贡献。我们尤其要感激强迫症患者们，他们在面对自己强迫恐惧时表现出来的勇气将暴露疗法的潜能如此清楚地揭示出来，尤其还要感谢国家心理健康机构近二十年来对我们强迫症研究的支持。

我们还要感谢更多的在心理公司工作的人，特别是我们得到了主席 John Dilworth、执行副主席 Joanne Lenke 博士和心理测量小组副主席兼主任 Aurelio Prifitera 博士的大力支持。高级工程主任 Larry Weiss 博士提供的专业技能为确保本书的高质量起到了很大的作用。我们尤其要感谢那些为本书的出版一丝不苟、兢兢业业地做准备工作的人们。这个团体中有研究助手 John Trent、高级编辑 Kathy Overstreet、资讯编辑 Cynthia Woerner 和设计师 Javier Flores。

目　录

CONTENTS

第一部分　强迫症的描述和评估

第一章　强迫症的临床表现 /3

引言 /3

强迫症的定义 /3

患病率 /5

发病过程 /5

相关疾病 /5

第二章　强迫症理论 /7

学习理论 /7

认知理论 /8

神经化学理论 /10

神经解剖学因素 /11

第三章　强迫症评估 /12

诊断性会谈 /12

鉴别诊断 /14

强迫观念与沉思 /14

强迫症与其他焦虑症 /14

疑病症 /15

躯体变形障碍 /15

多发性抽动症和抽动障碍 /15

妄想症 /16

第二部分　有效的强迫症疗法

第四章　强迫症的心理社会疗法 /19

认知行为疗法 / 19
暴露与反应阻止法 / 20
想象暴露与真实暴露 / 20
渐进式暴露与直接暴露 / 21
暴露时间 / 21
暴露频率 / 21
治疗师引导的暴露与自我暴露 / 22
仪式阻止 / 22
保证的要求 / 23
认知疗法 / 24
第五章　强迫症的药物疗法 / 26
血清素类药物 / 26
暴露和药物联合疗法 / 27
第六章　治疗方法的选择 / 29
与患者讨论疗法的选择 / 29
附加事项 / 34
治疗史 / 34
综合治疗 / 34

第三部分　暴露和反应阻止的认知行为治疗

第七章　治疗计划：理解与说服 / 39
理解患者 / 39
识别强迫观念 / 40
识别回避模式 / 40
识别仪式 / 40
强迫观念的性质 / 41
回避和仪式 / 44
一般功能 / 46
发展史 / 46
说服患者 / 48
强迫症的定义 / 48
治疗说明 / 49

第八章　治疗计划：真实暴露 / 53
创建暴露情境清单 / 53
选择暴露情境的指南 / 53
询问台词 / 54
暴露项目样本清单 / 57
暴露计划样本 / 59
清洗者 / 59
检查者 / 61
囤积者 / 62
第九章　治疗计划：想象暴露治疗 / 66
暴露的媒介 / 67
想象暴露的问题 / 68
想象暴露的准则 / 68
想象暴露的模型介绍 / 69
想象暴露的叙述脚本样本 / 70
第十章　治疗计划：反应阻止法 / 71
提出这一概念并说服患者 / 71
阻止仪式的样本指南 / 73
净化仪式 / 73
检查仪式 / 73
仪式的自我监控 / 74
自我监控的指南 / 74
检查自我监控作业 / 75
第十一章　治疗计划：社会支持 / 76
合作模式 / 76
人际冲突 / 78
第十二章　回顾计划：阐述协议 / 80
第十三章　暴露开始：修订和同意 / 84
暴露阶段的目标 / 84
揭示错误信念 / 84
对治疗师和治疗程序建立信任 / 85
一致的重要性 / 85
改进计划 / 86

一次典型的暴露 / 87
想象暴露 / 87
真实暴露 / 89
家庭作业指导语 / 92
第十四章　中期暴露：从望而生畏到纸老虎 / 93
介绍最困难的暴露 / 94
帮助患者的策略 / 94
日程安排 / 94
鼓励 / 94
勇气 / 95
冒险 / 95
纸老虎的隐喻 / 96
治疗师的态度 / 96
对计划好的暴露的取舍 / 98
中止治疗 / 98
中级项目练习 / 99
与暴露无关的危机 / 99
第十五章　结束暴露：主题和变量 / 101
重复和概化 / 101
教授正常的行为模式 / 102
“正常”行为的规则 / 103
第十六章　预防复发：自我暴露 / 105
复发的过程 / 105
自我暴露的规则 / 106
压力管理技术 / 106
与重要他人会面 / 107
新的活动和兴趣 / 107
安排随访联系 / 108
第十七章　抵抗和其他困难 / 109
隐瞒症状 / 109
第一次掩饰 / 112
第二次掩饰 / 112
替代症状（仪式）/ 113

禁止的回避 / 114
未完成仪式禁止 / 114
处理争论 / 115
强调患者对治疗的控制 / 116
中级任务 / 117
情绪阻碍 / 117

第十八章 对智力迟钝患者的调整 / 118
强迫症的诊断 / 118
行为刻板与仪式 / 119
会见患者 / 119
其他的信息来源 / 119
强迫症的治疗 / 120
暴露疗法的调整 / 120

第十九章 对儿童的调整 / 123
儿童强迫症的共病 / 123
暴露治疗的调整 / 124
教给儿童和家长强迫症知识 / 125
把强迫症解释为心理疾病 / 125
把强迫症解释为一个根深蒂固的习惯 / 125
评价父母的观察 / 126
儿童的暴露进度 / 126
治疗程序模型 / 127
评估和治疗计划 / 127
仪式阻止 / 128
重塑强迫症——儿童的敌人 / 128
家庭与治疗的密切关系 / 128

第二十章 总结 / 130

参考文献 / 132

附录 治疗师和患者表格 / 147

第一部分

强迫症的描述和评估

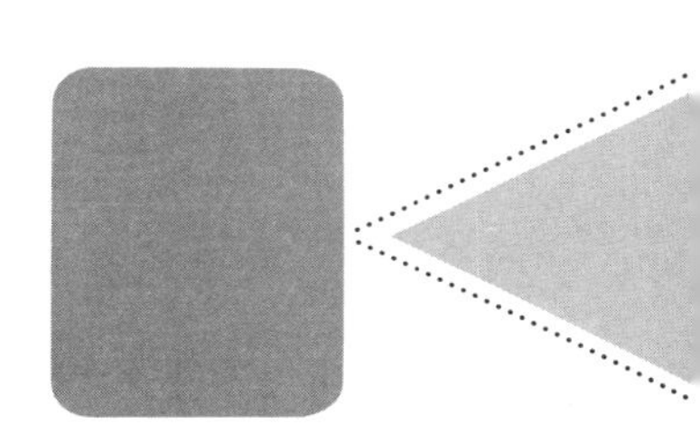

第一章
强迫症的临床表现

引言

本书是帮助心理医生评估和治疗强迫症的，共分为三部分。第一部分简要描述了强迫症的临床表现和评估方法。第二部分讨论了可行的相对有效的治疗方法以及如何为那些寻求治疗的强迫症患者提供建议。第三部分呈现了暴露与仪式阻止（例如忍住不表现仪式）的认知行为疗法的指南。同时，在这一部分中还对那些已经被实验证实了其功效的治疗程序的各部分进行了描述和阐释，同时也对那些富于临床智慧和艺术性、未划分领域的实际应用等问题进行了阐述。

这种治疗程序之所以被看做是认知行为疗法的程序，是因为它吸收了针对认知结构进行调整的技术，包括对那些引起强迫观念和强迫行为的不切实际的交往和错误信念进行调整。然而，使用“认知行为”这一术语并不表示在斯金纳的传统概念里这些思想就是认知行为。在这本治疗师指南中，涉及“暴露疗法”、“认知行为疗法”和“暴露与仪式阻止”的程序是可以互换的。这个治疗指南可以单独使用，也可以和自助手册一起使用。

强迫症的定义

根据《精神疾病诊断与统计手册》（第四版）（*DSM-Ⅳ*，美国心理学会，1994），强迫症的基本特征是有严重的、周期性的强迫观念和强迫行为。强迫观念是指“表现为闯入性的和不合适的，持续不断的观念、想法、冲动或者想象，能引起患者明显的焦虑和痛苦”（p. 418）。强迫行为是指“为了防止或减少焦虑或痛苦的重复性行为……或心理行为……”（p. 418）

传统的［《精神疾病诊断与统计手册》（第四版）之前的］强迫症的定义揭示了三个基本观点：（1）强迫观念是精神事件，强迫行为是行为事件；（2）强迫观念和强迫行为可以联系在一起出现，也可以独立出现；（3）那些患有强迫症的患者对强迫观念认识很少。然而，《精神疾病诊断与统计手册》（第四版）定义并揭示了更多关于这些问题的当代观点。与认为强迫观念是思想而强迫行为是行为的传统观点相比，在过去的 20 年里，专家已经发现强迫行为既可以是行为，也可以是思想。因此，区分强迫观念和强迫行为不能只依据表现的形式，而是依据是否表现为一种想法或可观察到的行为。

如果不能依靠简单的概念来划分（即强迫观念是想法，强迫行为是行为），究竟如何区别强迫观念与强迫行为呢？一种被普遍接受的观点认为，强迫观念和强迫行为可以根据是否引起或减少痛苦作出判断（Foa & Tillmanns，1980）。因此，强迫观念是产生焦虑或痛苦的想法、想象或冲动，强迫行为是减少或阻止强迫观念带来痛苦的公开的（行为的）或隐秘的（精神的）行为。因此，行为仪式在功能上等同于心理仪式（如默述号码），这两者的目的都在于减少强迫性痛苦。有时心理仪式被称为“中和想法”（Rachman，1976）。总之，行为和心理仪式都可以用来防止伤害、恢复安全或减轻痛苦。

第二个概念可以在《精神疾病诊断与统计手册》（第三版）（*DSM-Ⅲ*，美国精神病学协会，1980）找到，同时保留在《精神疾病诊断与统计手册》（第四版）的是，虽然多数强迫观念和强迫行为在功能上与刚才描述的方式有关，但一些强迫行为是在与强迫观念没有直接联系的情况下发生的。一项旨在解决这个问题的研究的结果表明，约 90%的仪式表演要么是为了减少或消除强迫性观念，要么是为了减少某种非特定的痛苦。但是，在患者的脑海中大约 10%的强迫行为与强迫观念无关（Foa et al.，1995）。

第三个关于强迫症的传统观念是，患有强迫症的个体认为他们的强迫观念和强迫行为是无意识的或不合理的，这已经在《精神疾病诊断与统计手册》（第四版）中得到了修正。Kozak

和 Foa（1994）认为，用存在和不存在的二分法，就可以把强迫症的临床图片通过一个连续的“了解”或“信念的力量”更清楚地呈现出来。关于这个问题的一致意见在近几年里已经得到了发展（Foa & Kozak，1996；Insel & Akiskal，1988；Lelliott，Noshirvani，Basoglu，Marks & Monteiro；1988），同时《精神疾病诊断与统计手册》（第四版）通过用“缺乏自知力”来规定强迫症亚型反映了这一问题。

患病率

虽然人们不再认为强迫症是一种罕见的疾病，但是估计它的患病率大约为 2.5%（Karno，Golding，Sorensen & Burnam，1988），略多于一半的强迫症患者是女性（Rasmussen & Tsuang，1986）。发病年龄范围从青春期早期到成年早期，且男性（模态发生在 13～15 岁）比女性（模态发生在 20～24 岁；Rasmussen & Eisen，1990）发病较早。

发病过程

强迫症的发展通常是渐进的，但也有急性发作的报告。症状的逐渐增多或减少是很明显的，但在被观察者中约 10%的患者也有偶尔的恶化病程（Rasmussen & Eisen，1989）。许多强迫症患者在寻求治疗前已经患病好多年了。在一项研究中，在明显症状开始出现七年后患者才第一次接受精神治疗（Rasmussen & Tsuang，1986）。强迫症患者通常会与一般功能损害有关，例如有利可图的工作中断以及婚姻和其他人际关系破裂（Emmelkamp，de Haan & Hoogduin，1990；Riggs，Hiss & Foa，1992）。

相关疾病

抑郁、焦虑、恐惧回避、过分担心往往与强迫症伴随发生

(Tynes，White & Steketee，1990)。在一个强迫症患者的样本中，Rasmussen 和 Tsuang (1986) 发现，单纯恐惧症的终生发病率约为 30%，社会恐惧症为 20%；惊恐障碍为 15%。约有 30%的强迫症患者符合大部分抑郁症的标准，还发现约 40%的患者有睡眠障碍 (Karno et al.，1988)。

已有研究者发现了强迫症和饮食失调之间的关系。大约有 10%的女性强迫症患者有神经性厌食症的病史 (Kasvikis，Tsakiris，Marks，Basoglu & Noshirvani，1986)，同时超过 33%的贪食症者有强迫症 (OCD) 患病史 (Hudson，Pope，Yurgelun-Todd，Jonas & Frankenburg，1987；Laessle，Kittl，Fichter，Wittchen & Pirke，1987)。

多发性抽动症和运动性抽搐似乎也与强迫症有关。20%～30%的强迫症患者报告现在或过去有抽动的病史 (Pauls，1989)。多发性抽动症和强迫症的共病率估计 36%～52%不等 (Leckman & Chittenden，1990；Pauls，Towbin，Leckman，Zahner & Cohen，1986)。然而有趣的是，强迫症患者伴有多发性抽动症的发生率很高 (Pitman，Green，Ienike & Mesulam，1987)，但相反的观点认为这是不正确的，只有5%～7%的强迫症患者与多发性抽动症共病 (Rasmussen & Eisen，1989)。

第二章 强迫症理论

学习理论

莫瑞（1939，1960）的“恐惧的获得及维持和逃避行为两阶段理论”可以帮助学术专家理解强迫症。根据这一理论，一个中立的事件与一个能引起痛苦的事件一起发生后，这个事件也会变成一个痛苦性事件，并且这种痛苦会受制于心理活动，如想法和图片，还有身体活动，如蛇和蜘蛛。一旦获得恐惧，作为减少害怕的逃避和躲避模式就会出现。如果成功了，这种模式就会保持下来。这就是莫瑞理论的第二个过程，或称为操作阶段。

Dollard 和 Miller（1950）采用了莫瑞的理论来理解强迫性神经症。与单纯恐惧症的病灶不同，强迫观念不容易避免，因为它们通常是自发的。因此，那些患有恐惧症的人所采用的消极的逃避策略在对抗强迫性痛苦时通常是无效的，而积极的避免方法（例如，强迫性仪式动作）则被发展起来以应对强迫观念。

虽然莫瑞的简洁理论过于简单，不能解释获得恐惧的原因（Rachman & Wilson，1980），但它对于观察强迫性仪式的保持却是很有用的：强迫观念导致焦虑和困扰，而强迫行为减少这种焦虑和困扰。强迫观念以及面对那些引起强迫观念的情境引发了痛苦的报告，还激发了严重的心脏病和皮肤的电生理活动（Boulougouris，Rabavilas & Stefanis，1977；Hodgson & Rachman，1972；Hornsveld，Kraaimaat & van Dam-Baggen，1979；Kozak，Foa & Steketee，1988；Rabavilas & Boulougouris，1974）。此外，强迫的痛苦通常会随着仪式的出现而减少（Hodgson & Rachman，1972；Hornsveld et al.，1979；Roper & Rachman，1976；Roper，Rachman & Hodgson，1973）。

认知理论

有关强迫症的认知理论比比皆是。例如，Carr（1974）指出，典型的强迫观念涉及过度关注健康、死亡、别人的福利、性、宗教等问题，他认为强迫症是建立在夸大消极后果的思想之上的。这种观点认为强迫观念是一种错误信念，并且与从广泛性焦虑障碍、广场恐惧症和社交恐惧症患者身上发现的错误信念相似，这与贝克（1976）理论中的“强迫观念是对伤害的错误信念”的观点相似。McFall 和 Wollersheim（1979）也观察到，患有强迫症的个体存在错误信念，这导致个体产生了对威胁、相关的痛苦的错误认知，并且企图通过仪式化来减少这些威胁和痛苦。

错误信念的特征的理论在解释强迫症方面有些困难。不仅各种强迫症的观点尚未达成一致，而且临床观察也表明，那种对结果过于悲观，还有关于自我价值的完美主义者的标准的观点，在其他的焦虑障碍以及抑郁症中都是典型的。令人奇怪的是，没有任何理论指出强迫观念具有明显的闯入性，而这正是将强迫观念与单纯恐惧症区别开来的特征。

Salkovskis（1985）提供了详细的关于强迫症的认知分析。根据这一理论，强迫性入侵可以看做是激起某种自我批评的信念，然后这些信念会导致情绪障碍。无论隐蔽的还是公开的仪式，都试图减少这种罪恶感。此外，那些频繁出现的关于不可接受行为的想法，可能会被强迫症个体理解为这些行为自身的实际表现。

Salkovskis（1985，p. 579）指出，强迫症的独特特点有五个假设：（1）思考某种行为就等于其执行这种行为；（2）未能阻止（或试图阻止）伤害自己或他人，在道义上相当于造成伤害；（3）伤害的责任并不会因减轻情境而减少；（4）对一个伤害的想法未能付诸仪式化，这就形成了伤害的动机；（5）我们应练习控制自己的想法。有一个关于这个理论的有趣的解释，即强迫性入侵可能被患者认为是不可接受的，但它所导致的心理和内部仪式却被认为是可以接受的。另一个含义是，确定和修改这些错误的假设会导致强迫症症状的减少。

其他认知学家并没有像关注损害的认知过程那样多地关注错误的想法。例如，Reed（1985）假设强迫症的特点是损害了经验的系统化和整体化，而某些特定的症状（如活动的过度结构化、分类严格）则形成了补偿性的结果。其他调查人员（Sher，Frost，Kushner，Crews & Alexander，1989；Sher，Frost & Otto，1983）发现，一些强迫检查者的行为的特定的记忆缺陷可能是引发强迫症的原因。

患者认为表现某种行为可能并不能反映记忆的缺失，而是正如 Foa 和 Kozak（1985；cf. von Domarus，1944）所说的，是损伤了对危险作出推论的方式。具体地说，Foa 和 Kozak 假设缺乏安全感的强迫症患者常常得出这样的结论：环境是危险的，他们不能从呈现的危险信息中得出安全的结论。换句话说，有强迫症的人在用马桶之前，可能坚持要证明坐便器是安全的，然后才会坐上去；而没有强迫症的人则会毫不犹豫地坐在马桶上，除非个别坐便器上的某些东西暗示有危险，如破碎的边缘有血迹，他才会犹豫。为了减少伤害的可能性，患者一定会反复地表演仪式，而表演仪式并不能真正地保证安全。不管认知缺陷是存在于记忆过程中还是在转换的规则中，关于这种损伤对与威胁相关信息的处理是普遍的还是特殊的这个问题仍然没有定论。

在 Foa 和 Kozak（1985）的关于焦虑症的认知理论中，他们假定在情感记忆结构中有特定的损伤。根据 Lang（1979）的生物信息理论，Foa 和 Kozak 将焦虑解释为在记忆信息结构中发现的那些象征恐惧刺激、反应及其含义的东西。因此，混乱的恐惧记忆的特点是对威胁的错误估计、对恐惧事件的高负价和准备逃避或避免的过度反应元件。

Foa 和 Kozak（1985）推测强迫症个体中存在几种类型的恐惧结构。在不切实际的害怕公共厕所的患者中，刺激（如马桶座圈）和意义（如很可能会染上性病）之间的关系是很明显的。对其他强迫症患者来说，某些无害的刺激是与痛苦紧密联系在一起的，更不用说有害的刺激了。例如，一些患者通过重新放置物品的方式来减少混乱的痛苦，而不能预知无序摆放会带来任何有害的后果，只能预料到“刚好没有跌下来”。

神经化学理论

关于强迫症的解释，目前有一个流行的生物学理论，它假设强迫症患者有血清素（5-羟色胺）代谢异常的症状。血清素吸收抑制剂（SRIs）对强迫症的疗效为这一假说提供了主要推动力。人们发现血清素吸收抑制剂比安慰剂和其他的一些抗抑郁药物如米帕明、去甲替林和阿米替林（Zohar & Insel，1987）更有效。氯米帕明血浆水平和强迫症症状的改善之间有显著相关，这促使研究人员认为血清素有改善强迫症症状的功能，还进一步支持了血清素假说（Insel，Murphy，et al.，1983；Stern，Marks，Wright & Luscombe，1980）。

关于血清素在强迫症个体中的功能的直接调查尚无定论（Joffe & Swinson，1991）。有两项研究报告了强迫症症状的改善与血清素的代谢产物5-羟基吲哚乙酸（5-HIAA的）的降低显著相关（Flament et al.，1985；Thoren，Asberg，Bertilsson et al.，1980）。这些结果均与CMI的抗强迫作用受血清素系统调节这一假说相一致。Lucey，Butcher，Clare和Dinan（1993）发现在强迫症个体中，在与血清素作用剂反应后，d-芬氟拉明明显减少，而垂体对下丘脑刺激（产生促甲状腺激素释放激素）却是正常的。这些结果表明，在强迫症患者中是中枢5-羟色胺功能障碍，而不是垂体过度活跃。

另一方面，涉及血清素的关于强迫症的文献资料也显示了一些矛盾。血清素血小板摄取的研究（Insel，Mueller，Alterman，Linnoila & Murphy，1985；Weizman et al.，1985）未能把强迫与控制区分开来。在Zohar和他的同事的两项研究（Zohar & Insel，1987b；Zohar，Mueller，Insel，Zohar-Kaduch & Murphy，1987）中发现，口服血清素激动剂m氯苯哌嗪（mCPP）后强迫症状有所增加，而经过氯丙咪嗪治疗后这种状况就消失了。然而，静脉注射mCPP并没有导致强迫症状增强

(Charney et al., 1988)。

神经解剖学因素

一些研究表明，强迫症患者神经解剖学异常。一些神经心理学结果指出强迫症患者额叶异常（Behar et al., 1984；Cox, Fedio & Rapoport, 1989；Head, Bolton & Hymas, 1989），但也有神经心理学研究结果不一致（Insel, Donnelly, Lalakea, Alterman & Murphy, 1983）。对强迫症患者进行的成功的囊切开术和扣带回切开术也暗示强迫症有额叶参与（Ballantine, Bouckoms, Thomas & Giriunas, 1987）。但是，对这些疗法的疗效并没有进行适当的对照研究。

神经生物学异常的补充证据来自几个脑代谢的正电子发射断层的研究，这些研究显示强迫症患者的前额叶皮质代谢率升高（e.g., Rauch et al., 1994）。同时也表明强迫症的症状源自于基底核病变：昏睡性脑炎（Schilder, 1938）、薛登汉氏舞蹈病（Swedo, Rapoport, Leonard, Lenane & Cheslow, 1989）和多发性抽动症（Rapoport & Wise, 1988）。

第三章 强迫症评估

诊断性会谈

作出一个令人满意的评估，前提是要进行全面的诊断性会谈，要弄清强迫症和所有并发症的表现。临床学家会发现，《精神疾病诊断与统计手册》（第三版）（修订版）（*SCID*；Spitzer，Williams，Gibbon & First，1990）的结构性临床会谈虽然会花费一定的时间，但在确定全面的症状调查时很有用。除了确定诊断外，用一个可靠并且有效的工具量化强迫症状的严重程度对于治疗师来说也是很重要的。

普遍被用来评估强迫症状及其严重程度的会谈工具是耶鲁—布朗强迫量表（*Y-BOCS*；Goodman，Price，Rasmussen，Mazure，Delgado，et al.，1989；Goodman，price，Rasmussen，Mazure，Fleischman，et al.，1989），这是一个半结构化会谈，包括一个症状检查清单和一个严重等级量表。严重等级量表分别有五个关于强迫观念和强迫行为的项目，每项都采用 5 分制，从 0 分（没有症状）到 4 分（严重症状）。总体严重等级是由花在强迫观念和强迫行为上的时间、功能障碍、强迫症状伴随的压力、对症状的抵制和对症状的控制等方面来评定的。《耶鲁—布朗强迫量表》有满意的内部评定者信度、内部一致性信度和效度（Goodman，Price，Rasmussen，Mazure，Delgado et al.，1989；Goodman，Price，Rasmussen，Mazure，Fleischman，et al.，1989），并且在很多强迫症研究中，都发现它的治疗效果非常显著。

在焦虑症治疗研究中心，除了《耶鲁—布朗强迫量表》，研究者还采用了三个靶症状量表。每个工具都采用 8 分李克特式等级量表，分别针对一个特殊的领域：焦虑、痛苦、逃避和仪式。在初次会谈所收集信息的基础上，临床学家把引起强迫焦虑的情况分成三类主要的靶症状，并且评定这些焦虑的严重性等级。

在评定患者的焦虑和痛苦的时候，临床学家首先会考虑到患者面对情境或物体时的痛苦，包括痛苦的频率和痛苦的剧烈性。例如，假如一位患者非常在乎污物，临床学家区分了三种主要的污物刺激（物体或者情境）并且分别进行评级。其次，临床学家要评估患者逃避这种与刺激相关的情境的程度，并把这个刺激作为主要的痛苦刺激。例如，假如主要污物是粪便，那么选择评定的回避项目就有可能是公共厕所。最后，临床学家评价这三种主要仪式的严重性。仪式的严重性取决于强迫行为的频率和持续的时间这两个方面。

尽管研究者在强迫症研究中试用了这些相关的靶症状类别（e. g.，Foa，Grayson & Steketee，1982；Foa et al.，1983；Marks et al.，1988；O'Sullivan，Noshirvani，Marks，Monteiro & Lelliott，1991），但几乎没有这方面的心理测量学信息。当由两个评估者各自评定等级时，这些量表看起来具有很强的内部一致性。但是，在治疗师和患者各自评定等级时却基本上没有一致性。这些等级量表吸引人的地方，大都是它们的表面效度和被证实的对治疗改变的敏感性。再者，临床学家可以很容易地运用这些量表来计划治疗方案，还可以用来评估某些具体的症状的发展。

强迫症症状的量表测量也是可行的，但是有一些缺点：这些量表［强迫活动检查清单（Freund，Steketee & Foa，1987）、Leyton 强迫问卷（LOI；Kazarian，Evans & Lefave，1977）、Lynfield 强迫症问卷（LOCQ；Allen & Tune，1975）、Maudsley 强迫问卷（MOCI；Hodgson & Rachman，1977）］只是针对某些形式的强迫行为，包括与强迫症症状无关的项目。最近，CTSA 的工作人员已经与牛津大学的研究者合作，旨在建立一个简明自陈量表（MCP—牛津强迫症量表），用来评估七项常见的强迫观念和强迫行为。这个测量工具可靠并且容易实施，但其对治疗效果的敏感性尚不得而知。

鉴别诊断

强迫症与其他病症的高共病性有时会导致诊断困难。

强迫观念与沉思

抑郁症经常与强迫症同时出现，这就产生了关于抑郁沉思与强迫观念的问题。沉思是抑郁症个体常见的问题，它们的混杂存在会使评价强迫性入侵的严重性变得困难。我们可以根据想法的内容和患者的抵制情况作出鉴别诊断。抑郁沉思是关于自我或世界的悲观看法，而相比之下，强迫观念则没有试图制止这些想法的特点。

强迫症与其他焦虑症

强迫症与其他焦虑症的高共病率有时可造成诊断过程的复杂性。例如，过度担心是广泛性焦虑障碍（GAD）的特点，它与强迫观念在形式上有相似性。然而，担心跟强迫观念不同，前者是过度关注现实生活情况，并且个体也认为这种担心是适当的。与此相反，强迫思维更可能是不现实的或（并且）强迫观念通常被个体认为是不适当的。这个法则并不能消除所有的分歧，然而在某些情况下，一种强迫观念涉及一个现实的威胁，同时伴随一种夸大的可能性估计。幸运的是，在不伴有强迫行为时，我们认为诊断中最重要的是将强迫观念和担心区分开来，而且伴有强迫观念但没有强迫行为的个体是十分罕见的（Foa et al.，1995）。

类似的情形会伴随恐惧逃避的症状出现，而在没有仪式的情况下，会给诊断者一种恐惧症的印象。例如，过度恐惧细菌可以导致逃避动物。然而，与强迫症个体不同，一个害怕狗的个体可以成功地避开狗或很容易地逃避而不会有较长时间的痛苦。与此相反，即使狗离开了，有狗污物强迫观念的强迫症个体仍会继续有被玷污的感觉。这种持续反应引起的仪式是大多数强迫症的特点。因此，强迫症个体可以排除仪式行为，而恐惧症个体不能排除。

疑病症

以疑病症为特点的健康焦虑在形式上与强迫症的强迫观念十分相似。一些研究人员指出，那些强迫关注自己健康的患者也会表现出躯体检查或过度拜访医生的行为，这也应诊断为强迫症，并要对其做相应的治疗（Rasmussen & Eisen，1989；Rasmussen & Tsuant，1986）。因此，有效鉴别这两个障碍的方法是看患者是否有强迫观念；对疾病的强迫观念往往合并仪式，如过度洗手或检查意味着强迫症，而过度关注健康却没有仪式行为意味着疑病症。

躯体变形障碍

伴随着躯体变形障碍（BDD）也产生了一个相关的诊断问题。躯体变形障碍的基本特征是患者过度关注想象中的身体缺陷，并且坚信缺陷的存在。这种过度关注有时伴随强迫检查行为。因此，躯体变形障碍与强迫症有很多形式上的相似之处。有两个方面可以帮助我们鉴别这两个障碍。第一，临床观察表明，与强迫症患者相比，躯体变形障碍的个体通常更确信自己担心的正确性。尽管强烈的信念在这两种人中都是连续发生的（Hollander，1989；Kozak & Foa，1994），但只有极少数的强迫症个体对强迫观念和强迫行为的现实性表现出强烈的信念。第二，大多数躯体变形障碍的个体只有躯体方面的强迫观念，而大多数强迫症个体有多重强迫观念。

多发性抽动症和抽动障碍

有时，我们很难将标志多发性抽动症和抽动障碍的刻板运动行为与强迫行为区分开来。多发性抽动症和抽动障碍的行为一般是无意识经验，其目的不是为了消除强迫观念所带来的困扰，通常我们可以凭这一点将其与强迫行为区分开来。目前，还没有任何确定的方式可以将它们从“单纯”的强迫行为中鉴别出来，但幸运的是，很少有单纯强迫行为的强迫症诊断（Foa et al.，1995）。

妄想症

患有强迫症的个体可能表现为强烈的妄想（Kozak & Foa，1994，见综述）。约5%的强迫症患者完全相信自己的强迫观念和强迫行为是现实可行的，另外还有20%的报告认为他们对此坚信不疑。因此，不能仅仅依靠强烈的强迫信念就做出强迫症诊断，这一点很重要。实际上，《精神疾病诊断与统计手册》（第四版）已经认识到强迫观念可以是强烈的妄想，这可以通过在《精神疾病诊断与统计手册》（第四版）中增加一个强迫症亚型“弱自知力”反映出来。就像区分疑病症与强迫症一样，区分妄想障碍与强迫症可以依靠强迫症的强迫行为的表现。在强迫症中，妄想强烈的强迫观念往往伴随着强迫行为。

重要的是，强迫症中强迫观念的内容可能非常怪诞，就像妄想精神分裂症中的妄想一样，但怪诞的程度本身并不妨碍作出强迫症的诊断。精神分裂症患者也必须出现形式思维障碍的其他症状，比如松散联想、幻觉、单调、很不恰当的影响，以及思维入侵或投射。当个体同时符合了强迫症和精神分裂症两个标准时，双重诊断是可行的。

第二部分

有效的强迫症疗法

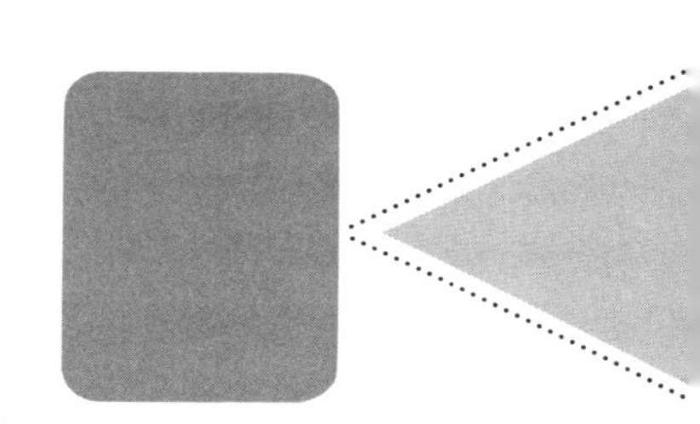

第四章 强迫症的心理社会疗法

很长一段时间内，强迫症被认为是无法治疗的疾病。无论是心理疗法还是药物疗法，对治疗这个疾病都没有什么帮助(Black，1974；Perse，1988)。但是在过去 30 年中，有两个疗法已显示出在治疗强迫症方面是有效的：（1）通过暴露和仪式预防的认知行为疗法；（2）血清素吸收抑制剂的药物疗法。

本章总结了认知行为疗法治疗强迫症的有效性研究。

认知行为疗法

尽管早期有报告称系统脱敏治疗强迫症是有用的，但个案研究结果表明，只有大约 30%的患者在这一狭隘形式的认知行为治疗中受益（Beech & Vaughn，1978；Cooper Gelder Marks，1965）。其他一些暴露取向的程序，如自相矛盾意向、想象流血、饱食、厌恶减轻，也发现了治疗强迫症不成功的例子。旨在阻止或惩罚强迫观念和强迫行为的治疗程序，如停止思维、厌恶疗法、隐蔽的感受性增强，相对来说，在治疗强迫症方面也是不成功的（Emmelkamp & Kwee，1977；Kenny，Mowbray & Lalani，1978；Kenny，Solyom & Solyom，1973；Stern，1978；Stern，Lipsedge & Marks，1973）。相反，Victor Meyer 和他的同事让患者长期暴露在那些引起强迫痛苦的情境或物体下，并要求患者禁止仪式，以此来治疗强迫症。他们用这种治疗方案治疗了 15 例患者，其中 10 例非常成功，其他的部分有效。只有 2 例患者在 5 年后复发（Meyer，1966；

Meyer & Levy，1973；Meyer Levy & Schnurer，1974）。对暴露和仪式阻止的无对照研究和对照研究结果具有惊人的一致性：约75%的患者在后来都产生了仪式阻止（Foa & Kozak，1996）。

这种治疗涉及反复地、长时间地（从45分钟到2小时）面对那些引起痛苦的情境。此外，患者必须禁止仪式，尽管仍有强烈的仪式化冲动。暴露可以在现实中进行，例如，要求担心感染细菌的患者坐在地板上，这种类型的暴露称为真实暴露。也可以要求患者想象坐在地板上，这种类型的暴露称为想象暴露。暴露通常是渐进的，在面对更令人不安的环境之前先面对那些引起中等痛苦的环境，治疗疗程之间的大量额外暴露也是必要的。

暴露与反应阻止法

单独的暴露和仪式阻止对强迫症的效果已经在几项研究中得到了验证。研究者分别使用长时间暴露而不用仪式阻止、使用仪式阻止而不用暴露以及两者相结合的方法对患者进行治疗。研究发现，暴露和仪式阻止两者相结合的治疗更有效，在治疗刚结束和治疗结束后这两个时间的效果都比两个单独疗法更好。此外，这两个组成部分对症状的影响不同：暴露主要减少强迫观念的痛苦，而仪式阻止主要是减少仪式（Foa，Steketee，Grayson，Turner & Latimer，1984；Foa，Steketee & Milby，1980；Steketee，Foa & Grayson，1982）。

想象暴露与真实暴露

关于想象暴露和真实暴露的不同疗效，基本没有多少可用的资料。此外，治疗后立刻采用想象暴露和真实暴露相结合的方法似乎没有表现出比单纯真实暴露更好的效果。然而，在后续治疗中，使用二者相结合的治疗程序的效果在一定程度上出现复发的情况较少（Foa，Steketee，Turner & Fischer，1980）。

想象暴露是否应成为暴露疗法的组成部分？除了仅仅发现想象暴露和真实暴露相结合可以抑制复发外，其他方面的证据表明了想象暴露在强迫症治疗方面也是有效的。有时，陈述那些以强迫观念为特点的令人害怕的灾难是不切实际的，想象暴露是一个有用的替代办法。此外，在真实暴露中增加想象可以避免患者采取与治疗目标背道而驰的防御策略，这些患者往往在暴露练习中试图避免思考自己正在做的事情。因此，虽然想象暴露对一个成功的结果来说并非是必不可少的，但它在活体练习中往往是一个有用的附件。

渐进式暴露与直接暴露

一开始就面对引起最痛苦情境的患者与那些在开始面对引起较轻痛苦情境的患者一样，他们的反应同样很顺利（Hodgson，Rachman & Marks，1972）。但是，大多数患者更喜欢循序渐进的方式。通常情况下，一开始先面对低级困难情境，然后是中级困难情境，最后进行最痛苦的情境暴露，这是可以实现的。如果患者低估了情境的难度，可以额外插入中间级步骤。但重要的是，不要把最困难的暴露拖延到最后的治疗中，因为那时患者没有足够的时间来适应最痛苦的情境。

暴露时间

暴露的时间对一个成功的结果来说是很重要的。长期的、持续的暴露比短期的、间断的暴露要好（Rabavilas，Boulougouris & Stefanis，1976）。时间要多长才够呢？暴露应该持续至患者注意到强迫观念的痛苦有所减少为止。事实上，暴露疗程中焦虑的减少以及在疗程中高峰焦虑的减少就预示着好的结果（Kozak et al.，1988）。关于强迫症治疗的暴露所需要的时间没有不变的规则，但凭经验来讲，90 分钟就是个合适的时间（Foa & Chambless，1978；Rachman，DeSilva & Roper，1976）。

暴露频率

可选的暴露次数的频率不详。那些取得了最令人印象深刻的成果的集中暴露疗法项目通常每日一次，但两次暴露治疗间隔时间较长也取得了有效的成果。每周一次治疗可以满足这样一类患者：具有轻微强迫症症状，而且可以轻易理解定期进行日常暴露任务的重要性。而对于症状严重以及完成家庭作业有困难的患者，每日一次的治疗可能更为有效。

治疗师引导的暴露与自我暴露

治疗师对治疗效果贡献的程度不详，对暴露时治疗师在场的评价不一。虽然在治疗师在场的情况下，特别是在治疗师首先面对这种情境的情况下，患者似乎更愿意面对令人害怕的情境。但暴露练习的治疗师模型尚未被证实是有效的（Rachman，Marks & Hodgson，1973）。在一项研究中，与在团体中服用氯米帕明和进行自我暴露治疗的患者相比，进行治疗师引导的暴露治疗的患者在治疗后立刻收到了更好的效果，但这一优点在随后一年的时间里就消失了（Marks et al.，1988）。但这项研究并没有明确指出，在后来评估之前的这段时间内患者接受了治疗师多少额外的治疗。在另一项研究中，研究者比较了进行自我暴露和在治疗师引导下进行 10 次真实暴露的效果，并没有发现治疗刚结束时两者有什么不同，但治疗师在场的时间是极短的（Emmelkamp & Kraanen，1977）。有一项研究比较了有治疗师在场和没有治疗师在场的为时 3 小时的暴露：结果表明，治疗师在场提高了对单纯恐惧症的治疗效果（Ost，1989）。由于单纯恐惧症总的来说比强迫症更会让人脆弱并且容易治疗，因此，可能存在一种假设，即治疗师在场也可以提高强迫症暴露治疗的效果。

仪式阻止

在梅耶的原治疗方案（1966）中，工作人员实际上阻止了患者表演仪式（例如，他们关闭了患者室的供水系统）。然而，当代的门诊病人和住院病人的治疗主要依赖于患者自己去选择不表演仪式。因此，“反应阻止法”通常需要自愿避免仪式，这是治疗强迫症门诊病人的暴露疗法的特征。

虽然典型的集中门诊病人治疗程序是每天进行 2 小时的治疗，但每天仍然有几个小时的时间要求患者必须禁止仪式。因此，治疗师说服患者阻止仪式是非常重要的，因为如果患者想要抵制强烈的仪式化冲动，必须对治疗有很大的积极性才能做到。

正如前面所指出的，尽管暴露可以减少强迫观念的痛苦，但这在减少强迫行为方面并不是同样有效的。要想减少仪式化冲动，患者必须阻止仪式。对仪式化冲动和违反阻止仪式规则这两者的自我控制可以帮助患者阻止自己进行仪式化。此外，指定的朋友或家庭成员可以通过给予提醒抵制的理由和重要性鼓励患者抵制仪式化。

研究者已经证明了仪式阻止（禁止仪式）的重要性，但不同的研究有不同的程序，从正常的没有监督的洗手到在持续监督的情况下连续几天完全禁止洗手。监督的水平似乎并不影响治疗效果，但与规则的严格性本身可能有关系。CTSA 的治疗师们已经观察到，与那些需要患者作出好的判断或允许部分仪式的模棱两可的指示相比，患者更乐意遵守严格的指示，这些严格的指示可以最大限度地减少判断某一特定行动的性质。

如果患者难以区分两个相关的心理活动——强迫观念和心理仪式，就会难以克服心理仪式。例如，CTSA 的患者每当想到鸡汤的时候就会感到痛苦。如果他确实看到了鸡汤，那么关于鸡汤的想法就引发了被玷污的感觉。为了消除这种被玷污感，他想到了“帕尔莫利夫”（Palmolive）这个词。因此，虽然想到“帕尔莫利夫”这个词是一种心理仪式，但“鸡汤”这个想法却是一种强迫观念。要想治疗获得成功，患者必须能区分强迫观念和仪式，因为强迫观念是与长期暴露和心理仪式相对抗的，就像行为仪式与仪式阻止是对抗的一样。

治疗师可以帮助患者区分强迫闯入和心理仪式，目的是减轻强迫观念。一旦患者明确了这一区别，他或她就可以禁止心理仪式。正如刚才指出的，这一区别很重要，因为暴露疗法需要故意激发强迫观念，但又要系统地避免仪式。

保证的要求

在强迫症中经常会出现要做出安全保证的强迫性要求，但这可能不被认为是仪式，因为不是所有的询问都是强迫性的。

当患者的反复性问题产生了新的信息，并且是由强迫性恐惧所激发时，它们就确实是强迫行为，连同其他所有仪式都必须禁止。在这种情况下，治疗师应责令患者不得寻求保证，并要求在患者的社会环境中那些经常提供这种保证的人避免给其保证。尽管朋友和亲戚拒绝回答强迫性问题是治疗性的，但往往会引起患者的焦虑、愤怒，或两者兼有。治疗师必须通过排练让患者、其朋友和亲戚准备好面对这种反应。

认知疗法

成功结果的案例报告已经表明了认知疗法与暴露技术相结合对强迫症治疗是有效的（O'Conner & Robillard，1995；Salkovskis & Warwick，1985）。Emmelkamp 和他的同事发现了基于 A 的六次认知疗法的效果。埃利斯的 ABC 技术（1962）与自我控制的暴露和反应阻止法（Emmelkamp & Beens，1991；Emmelkamp，Visser & Hoekstra，1988）并没有什么不同，暴露和反应阻止法相结合并没有因为增加了认知疗法而提高治疗效果（Emmelkamp & Beens，1991）。在另一项研究（van Oppen et al.，1995）中，研究者比较了基于 Beck，Emery，Greenberg（1985）和 Salkovskis（1985）的认知方法的认知疗法与暴露和反应阻止法，这项研究还表明，单独采用认知疗法跟单纯采用暴露疗法是同样有效的。

从刚刚提到的三种研究的结果中我们可以看到，有同等效果的两种疗法是有问题的，主要有两方面的原因。首先，这三个研究的治疗都取得了很小的进展。例如，van Oppen 等（1995）发现了每六周一次的 45 分钟的认知结构重建产生的效果与每六周一次的 45 分钟的暴露治疗相似，但是这两种六周一次治疗的效果都是微弱的（认知 M＝20％严重减少；暴露 M＝24％减少）。这两个群体仍有相当多的症状。从这些结果我们可以得出结论，即单纯的认知程序与单纯的标准暴露程序的效果差不多。其次，只有再额外增加 10 周的认知疗法疗程才能达到与充分暴露治疗的症状减少同样的效果。认知加暴露程序似乎略优于单纯的暴露程序，但差异没有达到统计学意义（认知＋暴露 M＝

45%的严重程度减少；单纯的暴露 M=32%减少）。

为什么 Oppen 等人（1995）暴露程序的研究结果比其他暴露治疗研究的预期结果要差呢？（Foa & KozaKl，1996，见综述）也许是时间相对较短（45 分钟）和次数很少（每周一次）降低了效果，另外，也许是因为患者把这看做是“认知”程序，治疗师没有告诉患者强迫观念和强迫行为之间功能上的关系。

不论使暴露程序产生不寻常的糟糕结果的原因是什么，在减少强迫症状方面，在 van Oppen 等人（1995）的研究中，其所用的特殊认知程序可以推广到何种程度还不得而知。暴露的治疗效果无疑被认为是与患者的认知改变有关系的，这一假设一直在其他领域被广泛地争论着（Foa & Kozak，1986）。但是，还需要做进一步研究，以确定传统的认知疗法程序（辨别自动思维及其触发器，自动思维的理性挑战）是否可以明显有助于治疗强迫症。

不幸的是，关于强迫症暴露过程的出版物的描述（包括我们自己的）常常不能解释这一过程中的“认知”原理，这一原理对结果的产生是很有用的。例如，我们必须说服患者接受暴露疗法，但很少有人注意基于治疗的暴露研究中非正式的说服技术。这些技术涉及培养信任的人际关系以及讨论各种与恐惧有关的想法。在 CTSA 实施的暴露治疗中，工作人员经常讨论冒险的重要性、回避和仪式的代价以及尝试取得万无一失的保障的无用性。这种理性的劝说使暴露治疗程序“不纯”（如在给患者的常规指示及与患者家庭会谈方面）。因此，有充分的理由构建以暴露为基础的认知行为疗法。虽然我们怀疑，在以暴露为基础的强迫症治疗中进行与害怕有关的想法的讨论，是否是很重要的成分，但讨论想法本身或正式的传统认知疗法程序是否对强迫症有很大的影响，关于这一点并不清楚。

第五章 强迫症的药物疗法

血清素类药物

血清素吸收抑制剂（SRIs）的药物疗法是一种已经确定的治疗强迫症的方法。三环抗抑郁剂氯米帕明（安拿芬尼）是（美国食品和药物管理局，FDA）第一个批准的适应强迫症治疗的药物，它的效用已被双盲控制试验所证实（DeVeaugh-Geiss，Landau & Katz，1989；Marks，Stern，Mawson，Cobb & McDonald，1980；Thoren，Asberg，Cronholm，Jornestedt & Traskman，1980；Zohar & Insel，1987）。最近，氟西汀（百忧解）也被确定为是一种有效的抗强迫剂（Fontaine & Chouinard，1985；Enike，Buttolph，Baer，Ricciardi & Holland，1989；Montgomery et al.，1993）。人们也发现另一种血清素再吸收抑制剂——氟伏沙明（兰释）对治疗强迫症是有效的（Montgomery & Manceaux，1992；Perse，Greist，lefferson，Rosenfeld & Dar，1987；Price，Goodman，Charney，Rasmussen & Heninger，1987）。

各项血清素吸收抑制剂研究都表明反应率接近约60%，但平均来看，症状的减少却相当有限，表现在耶鲁—布朗强迫量表的严重性部分分数在5点到8点之间（Goodman，Price，Rasmussen，Mazure，Delgado et al.，1989；Goodman，Price，Rasmussen，Mazure & Fleischman，1989）。在没有直接比较的情况下得出的不同血清素吸收抑制剂的相对疗效是有困难的。然而，Greist，Jefferson，Kobak，Katzelnick & Serlin（1995）对可用的大规模的双盲控制研究资料进行了综合分析，结果表明氯米帕明优于氟西汀、氟伏沙明和舍曲林，后三者的疗效大体相同。

血清素吸收抑制剂的长期疗效似乎在很大程度上取决于药物治疗的持续性和中断药物后的复发情况（Thoren，Asberg，Cronholm et al.，1980）。一组使用氯米帕明后得到改善的患者，在停药几个星期后 90% 出现了复发（Pato，Zohar-Kadouch，Zohar & Murphy，1988）。尽管撤掉氟西汀后的复发率（23%）较低（Fontaine & Chouinard，1989；Mallva，White，Waternaux & Quay，1992），但问题也很严重。

暴露和药物联合疗法

这两种疗法单独使用时都有一定的疗效，促使人们对其联合使用的疗效进行了一些研究。Marks 等人对 40 名强迫症患者进行暴露治疗并配合小剂量的氯米帕明治疗，发现这些患者的病情有很大改善。然而，单独使用药物的时间太短（4 周），因而并不能说明氯米帕明的单独效用。而后 Marks 选取了 49 名强迫症患者组成的一个样本，比较了氯米帕明和暴露疗法的疗效，他们（1988）发现，辅助的药物在以暴露为基础的强迫症治疗中有小而短暂的（8 周）累加效应。此外，暴露疗法比用氯米帕明更有效。虽然这个设计不能评价暴露疗法的长期作用，但对研究中的 34 个患者进行 6 年的随访显示，没有长期的药物作用。有趣的是，长期的改善状况与患者在暴露疗法中的顺从性有关（O'Sullivan et al.，1991）。

采用氟伏沙明和暴露疗法对强迫症进行了 6 个月的治疗后，发现两者在症状的减少方面产生了类似的效果，并且暴露疗法合并使用氟伏沙明比单独使用暴露疗法有更多的改善（Cottraux et al.，1990）。然而，对抑郁症采用联合疗法的后治疗优越性并没有在后来的治疗中延续下去。

在宾夕法尼亚医学院的一项非控制研究中，对 62 名强迫症患者采用强化暴露法联合使用氟伏沙明或氯米帕明治疗，对其长期效果（平均一年半的后治疗）进行了研究（Hembree，Cohen，Riggs，Kozak & Foa，1993）。患者们分别接受 5-羟色胺能药物、集中暴露疗法或暴露疗法联合两个药物中的一种药的治疗。对后来接受药物治疗的患者（N＝25），不论他们是接受了单纯药物治疗还是暴露疗法联合药物治疗，二者的效果相同。然而，后来没有接受药物治疗的患者（N＝37）表现出不同的模式：接受单纯暴露疗法或暴露疗法联合药物治疗的患者的症状少于只接受药物治疗的患者。因此，接受暴露疗法的患者比那些后来中止使用血清素类药物的患者能维持更好的效果。

第六章

治疗方法的选择

患者应该如何在现有的治疗方法中进行选择呢？长期暴露疗法和血清素吸收抑制剂治疗是仅有的确定有效的治疗方案，因此，合理的选择似乎是二者任选其一或者联合使用。没有哪一种方法对所有的患者都是有效的，也没有令人满意的预言指出对个体采用什么样的治疗方法是有效的。暴露疗法与血清素吸收抑制剂的非对照性研究表明这两者对行为治疗有更大更持久的影响（Hembree et al.，1993），但是还没有明确的对照试验报道。起初对服用氯米帕明疗法、暴露疗法以及联用疗法进行双盲控制的多通道比较发现，暴露疗法比服用氯米帕明有效，并且同时联合应用与单纯使用暴露疗法效果相当（Foa et al.，1993）。研究者发现，先用氯米帕明，然后用暴露和仪式防止的疗法，稍优于单纯使用暴露疗法（Marks et al.，1980，1988），但是因为药物预处理的时间比较短，最初的药物疗法的附加作用可能被低估了。单从疗效方面考虑，单一疗法配合暴露治疗比单纯的药物治疗要有效。目前还不清楚暴露疗法和血清素吸收抑制剂联合疗法是否会比单纯的暴露疗法产生更好的效果。正如前面所提到的，对于严重的抑郁症患者，可以考虑预先使用血清素吸收抑制剂进行治疗。

与患者讨论疗法的选择

当然，选择何种治疗方法须由患者做出决定。下面的讨论是关于向患者介绍如何选择有效的治疗方法的。

我们会谈的目的是为你作出准确的评估，并且帮你选定任何你想要接受的治疗。很明显，你现在所面对的困难符合强迫症的分类，或者简称OCD。你可能已经意识到这一点，但我们的首要任务是看看这些问题是否与我们所专长的治疗方法相匹配，以便我们知道如何为你提供咨询。相对于我们评估过的其他的强迫症，你的强迫症有点（轻度/中度/重度）严重。我们之所以认为是（轻度/中度/重度）严重，是因为……（相对痛苦和伤害的具体细节）如果不治疗，你的强迫症的未来发展是难以预测的，因为几乎没有证据表明长时间后强迫症能自然康复。我们知道，强迫症在短期内几乎没有自然康复的可能，康复概率大约是5%。据接受治疗的患者描述，他们的强迫症症状多年来逐渐加重，并且许多人说，他们的症状时好时坏，尤其与他们生活中的压力事件有关。

我们有理由认为，如果你不接受治疗，你的强迫症问题还会继续存在。因为强迫症的症状会损害你的功能，并降低你的生活质量，我建议你认真考虑接受强迫症的治疗。

许多人想知道他们的强迫症是如何发展的。关于这一点有大量的猜测，关于人们为什么会得强迫症这个问题，有些回答比其他的更好一点，但关于强迫症的发展这个问题尚无比较令人满意的理论。幸运的是，尽管我们缺少关于强迫症发展的知识，但是我们有很好的关于其治疗方法方面的信息。我们发现两种治疗方法有助于治疗强迫症：认知行为疗法和药物疗法。这两种方法都已经被研究者广泛研究过——他们集中了世界上不同地区的大量强迫症患者，都确定这两种方法对强迫症的治疗是有效的。

哪一种治疗方法是适合你的呢？两种治疗方法各有优缺点。我将对你阐述每一种治疗方法，连同其优点和缺点，以帮助你做出选择。

我说过研究者已经发现药物疗法——用药物进行治疗是有效的。但必须指出的是，不是任何药物都是有效的。尤其是血清素吸收抑制剂是一类抗抑郁药，对强迫症有效。关于这些药物如何起效我们并不清楚，但它们确实有助于减少强迫症的症状。有种观点认为这些药物作用于大脑中一种叫血清素的化学物质，当药物治疗成功时，强迫性痛苦就减少了，促使仪式化减少，同时伴随着仪式和逃避的减少。强迫入侵的频率和持续也随之减少。但大部分患者声称，即使是在药物治疗成功之后，他们仍然会有一些强迫入侵的体验。

研究者发现，一些属于血清素吸收抑制剂类的药物有助于治疗强迫症，但我只关注美国食品和药物管理局批准的适用于强迫症的药物。对于一些特殊药物，其有用性的证据是比较重要的。最明确的药物是氯米帕明，其商品名称是安拿芬尼。研究者研究了数百名患者，发现大约一半服用这种药的人都有效果。强迫症症状平均减少了大约40％。因此，你可以看到，氯米帕明是一种很好的药物，一半服用这种药的人都有了很大的改善，他们认为自己的生活发生了很大的变化。美国食品和药物管理局批准的其他强迫症药有氟西汀（百忧解）、氟伏沙明（兰释）、舍曲林（乐复得）和帕罗西汀（赛乐特）。这几种药最近比氯米帕明更常用，而研究者已经对它们进行了非常广泛的研究，并且已经确定了它们对强迫症是有效的。但我们还不能信心百倍地说血清素吸收抑制剂中的哪种是治疗强迫症的最好的药物，似乎这些药的效果是很相似的，但是氯米帕明可能会带来更多的改善。

这些药物有明显的好处，对很多人是有用的。它们也有优势，即并不需要患者做出太多努力。在访问过几次精神科医生之后，一旦你已经达到药物的有效剂量，你只需要与你的精神科医生偶尔见几次面让他监测一下即可。当然这些都是平均值，而在选择治疗方法时，你是将赌注押在了平均值上。你可能明显优于平均水平，或一点也没有改善。我们也无法预测谁用哪种治疗方法能治好，谁用哪种治疗方法不能治好。

药物治疗的缺点是什么呢？是这样的，尽管有很多人接受药物治疗的效果很好，但大约有一半的人服过药后没有什么改善，这些没有改善的人中大部分人中仍然体验着明显的强迫症状。此外，药物通常不会只按照我们想要的那种方式去作用：减少强迫症的症状，通常也有一些不必要的副作用。这些副作用是许多人能够忍受的，但有时也可能会令人不愉快或不能容忍。例如，氯米帕明的副作用包括口干、睡眠的变化、体重增加以及性功能障碍。你服药可能会产生一些副作用，但很难预测你在多大程度上可以承受这些副作用。药物还有另一个缺点：服药时感觉很好，但停药后很多人又会回到原来的强迫症状。许多人并不介意药物治疗的时间，但一些人恰恰相反（想要怀孕的妇女一般应撤掉一些药物，因为我们对这些药物对怀孕的影响知之甚少）。

另一个确定的强迫症的治疗方法是一种认知行为疗法，称为暴露疗法。这种疗法也已经经过了不同国家数以百计的患者的广泛应用。暴露疗法的支持理论不同于药物治疗的支持理论。根据药物疗法理论，你摄取一种化学物质，它进入你的大脑使你的神经化学发生变化，并改善你的体验。认知行为疗法是基于这样一种观点，即强迫入侵、痛苦和仪式是一种习惯性反应，并且作为一种习惯，它们是可以被削弱的。暴露疗法是一种以学习为基础的治疗方法，包括一系列的演习，旨在削弱某些思维习惯、感觉习惯和行为习惯。这种演习被称为长期暴露和反应阻止，实际上意味着禁止或不表演仪式。

暴露意味着你故意面对那些引起强迫观念、痛苦和促使仪式化的场景，你要长时间待在这种场景中，直至症状自发减少。禁止仪式意味着你要放弃这种用仪式来减少强迫观念和痛苦的方式。

通过一项集中的认知行为疗法治疗程序，我们已经取得了很好的效果。这个程序为期 1 个月，每天一次，每次 90 分钟。这是一个在你家里进行的，并且有治疗师在场的引导性暴露练习。这点很重要，因为强迫症的习惯往往在家中尤其强烈。此外，这一治疗程序还包括伴随着暴露练习和关注禁止仪式的日常功课练习。

暴露疗法有一些明显的优势。首先，我们发现完成这种治疗的患者比用药更有效。无论治疗刚结束还是从长远来看，大约 75％完成认知行为治疗的患者效果都比较好，并且持续改善了平均约 65％的症状。同时，你不必担心来自暴露疗法的药物副作用。

认知行为疗法也有一些缺点，这一点你也应该知道。首先，跟药物一样，也不能保证一定会有改善。虽然这是一种很好的治疗方法，但大约有四分之一的接受过这种治疗的人没有获益。另外，即使那些受益的人也没有完全摆脱症状。不过，他们认为治疗确实在很大程度上改变了他们的生活。

其次，尽管人们认为心理治疗没有副作用，但暴露疗法仍然有令人不愉快的副作用。那就是当你面对那些引起强迫观念的情景时会感到痛苦。一般来说，当一个人第一次面对害怕的情境时，他（或她）的反应会伴随痛苦，但随着每次治疗的进行，这些反应就会自动减少。当下一次面对这种情况时，你会体验到较少的痛苦，并且继续反复进行暴露练习，直到几乎不会引起痛苦为止。这种痛苦是达到切实减少痛苦的治疗目标中的一种副作用，但在暴露练习的过程中，痛苦会临时增加，而这并不是你想通过治疗得到的体验。如果你选择认知行为治疗，你应该料到在暴露治疗中会有痛苦的体验。我们很难预测你的感觉。有些人紧张不安，而有些人则很少会体验到痛苦。

关于认知行为治疗第三个要考虑的是，对你来说它需要大量的努力。这并不像药物治疗一样，在药物治疗中，化学物质做了大部分的工作；在暴露疗法过程中，你要做大部分工作，无论是有治疗师在场还是你独立做“家庭作业”都需要暴露练习。因此，为了达到暴露疗法的良好效果，你必须投入足够的时间和精力来练习。这一治疗的回报在很大程度上取决于在这一过程中你投入的时间和精力。与药物疗法相比，时间和精力上的代价可以看做是暴露疗法的缺点。

所以，我们有两个治疗强迫症的好方法。认知行为疗法似乎比服药能带来更多的改善，这些改善在治疗停止后更持久。短期内药物治疗比暴露疗法需要更少的时间和精力，但如果你想维持，可能需要继续无限期地服药。暴露疗法通常是对情感的挑战，即使暴露是令人苦恼的，也要求你有继续下去的决心。药物治疗需要你愿意容忍各种药物的副作用。

总的来说，暴露疗法似乎是较好的选择，不只是因为它能产生更多的改善，也因为改善更持久。因此，我建议你认真考虑这一治疗方法并作为你的第一选择。第二个选择建议就是血清素类药物，它是美国食品和药物管理局批准的一种药物。如果你选择药物治疗，具体药物的选择将由你和你的精神病医生决定。

附加事项

治疗史

该模型是理想化的介绍，因为它假定患者事先没有接受过任何治疗的经验，也因为它没有提到综合治疗。对某一治疗方法的预先反应或没有反应都会使建议复杂化，就像药物过敏或其他身体状况的历史都可以称为某种药物疗法的禁忌。对于有生育计划的女人，必须建议其在怀孕前撤掉药物。

综合治疗

暴露疗法和药物治疗长期综合治疗的效果尚不清楚。因此，我们不能提供任何关于这种综合治疗的强烈建议。因为抗抑郁药不会与暴露疗法相冲突，患者不需要撤掉这些药物，特别是在抑郁症状缓解后。此外，如前所述，应建议严重抑郁症患者考虑在暴露治疗之前服用一种有效的抗抑郁药。

有些患者会因为同时采用血清素吸收抑制剂和暴露疗法而夸大其治疗效果。因为夸大策略的最终结果是不可行的，是否继续这种治疗的决定在一定程度上是武断的。在大多数情况下，我们不主张在认知行为疗法之前、刚结束或期间就逐渐或立即停止服药，因为这些有利或不利影响的变化会与暴露疗法混在一起，无法分清楚。因此，判断是否应修改暴露疗法的治疗程序或服药规则就变得更加困难。那些进行过充分药物试验的患者，通常在认知行为治疗开始前应停止服用对他们而言没有作用的药物，这样，因服药停止后所带来的任何身体和精神的后果才不会与暴露疗法发生冲突。

第三部分

暴露和反应阻止的认知行为治疗

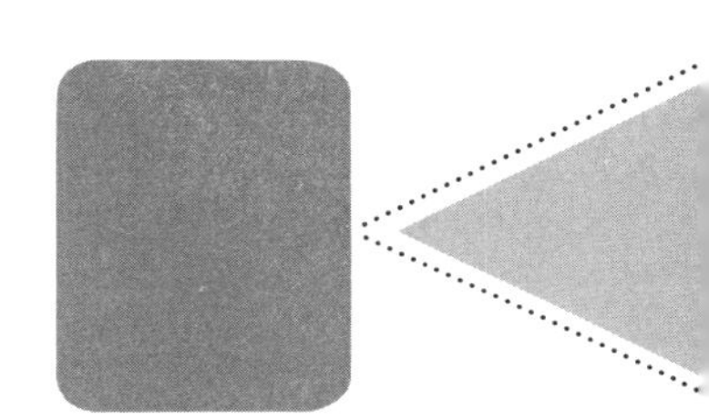

第七章

治疗计划：理解与说服

一旦患者选择了暴露和反应阻止疗法，治疗顺序中的下一步就是治疗计划。以暴露为基础的治疗计划有两个重要的方面。一方面就是制订一个良好的计划，计划源于对患者强迫观念和强迫行为有一个全面和准确的了解，并且这个计划必须符合患者的症状。第二个方面是与患者就这个计划进行沟通，用一种能说服患者的方式，让其充分利用这个计划和你的专业技能。本书附录中提供了一些表格，以协助信息收集和治疗计划过程的进行。如果需要，你可以复印这些表格。

如第四章中所概述的，大量研究表明，一个好的计划中必不可少的是长期暴露和仪式预防。然而，制订一个非常适合于某一特定患者的计划，在理论上主要来自一些具体的系列法则。在一定程度上，这需要对暴露和反应阻止法的基本技术进行创造性运用。

关于如何与患者就计划进行沟通，以产生最好的结果，这方面的文献很少。成功的说服可能在很大程度上取决于你的信誉，而这种信誉在很大程度上取决于你表现出的理解能力。你能清楚地理解强迫症，并且跟患者所体验的一样。如果是这样，则在早期，也就是在评估和规划阶段表现出的这种能力，很显然将对后来说服患者采取行动勇敢面对暴露和恐惧的情境相当重要。

理解患者

制定一个良好的计划，第一步是要详细评估患者的强迫症状。关于这一评估的有用的指导方针在接下来的部分做了规定。为了暗示患者，你作为治疗师，需要对症状有一个详细的描述，以便你能够使暴露练习及其他治疗程序针对患者个性化。使用“收集信息：第一阶段”（见附录）记录这方面的资料。

识别强迫观念

要识别那些如尿、杀虫剂、锁门、驾车经过不平坦的道路等物体或情境，即痛苦的根源。

要识别那些引起焦虑、害羞或厌恶的想法、画面或冲动，如亵渎性画面、不吉利数字、不能接受的冲动、被玷污及疏忽的想法等。

要询问令人不安的躯体感觉，如心率过速、疼痛或吞咽。

识别强迫性想法的威胁性，尤其是如果不采取一定的保护措施，患者就可以预料到灾难性的后果。如，疾病来自于接触被污染的物件，门未锁好就会发生入室偷窃，亵渎想法未被中和就谴责自己，或感觉喉咙不干净就会窒息。

识别回避模式

识别回避的情境或物体，例如，使用公共浴室、走在人行道的湿地上、当孩子在房间里时使用菜刀或开车。关注微妙的回避，如只接触使用最少的门把手、只在不拥挤的街道上开车。

识别仪式

识别仪式，包括清洗、清洁和检查、重复行为，整理物品和行为，要求保证和心理仪式（如祈祷、想“好”的短语或数字）。

关注微妙的仪式，如把润手乳液作为杀菌剂、清水或干洗剂使用。询问患者，他（或她）在发现不寻常的事情或麻烦时的习惯。

强迫观念的性质

强迫性痛苦既可能是由患者外部环境的身体活动引起的，也可能是由心理事件（想法、画面，或个人经历的冲动）引起的。回避和仪式都旨在尽量减少与危险性事件有关的痛苦，而且两者都可能是公开的或隐蔽的（即认知的回避或仪式），因此不能直接观察到。

对于很多强迫症患者来说，可识别的躯体活动（物体、人、或情境）引起了强迫性痛苦。但不同患者关注的细节不同。例如，两个害怕被艾滋病病毒感染的人可能对危险的感觉不同。一位患者可能主要是害怕与被视为艾滋病病毒携带者的高危人群交往，而另一位可能害怕所有被艾滋病状况不明的人触摸过的表面。或者，两个患者可能怕引起车祸，而只有一个人可能会过度担心撞到孩子们。

识别任何与强迫线索有关的感觉上的威胁是很重要的。否则，暴露练习就不能充分处理强迫性恐惧。面对那些确实能引起强迫性恐惧的情境，对暴露治疗强迫症的成功是必不可少的。了解潜在的强迫观念的内容，可以保证暴露矫正练习的进展。

如果在治疗过程中没有纠正错误的关于危险的观念，患者痛苦加重的风险可能会很高，因为这种观念会引起痛苦，会诱发回避和仪式。例如，一个担心白天在城市里驾驶的患者在暴露疗法练习中痛苦减轻了，但回家后痛苦可能会加重，因为在那里他（或她）必须在黑暗的乡村道路上驾驶。与此相应的情况可能会出现在那些在不拥挤的郊区街道上练习驾驶的患者身上，他们害怕回到拥挤交通的市区中。

这些例子表明，重要的是要确定患者把什么看做是驾驶中的危险，是步行的人群，还是黑暗的废弃的街道？这些答案对制定暴露练习计划是有意义的。

某些令人无法接受的想法、画面或冲动可以引起强迫性的害怕、羞耻或厌恶。例子中包括伤害所爱的人的冲动、心爱的人遭到意外伤害的想法或与权威人士发生性行为的亵渎画面。当然，这种心理事件可能是由患者的环境引起的，但不能接受的想法支配着痛苦。内感受性事件也可以引起强迫性痛苦。例如，头痛可引起要发疯的想法，并伴随强烈的寻求精神正常的保证。

有人不愿意描述强迫观念是因为担心描述它甚至只是想起它，就是有害的。告诉患者，许多有或没有强迫症的人都有不想要的想法（多达85%的没有强迫症的人有这样的情况，Rachman & DeSilva，1978），并明确指出仅仅有一个可恶的想法是没有危险的，但这并不等同于可以根据想法采取行动。你可能会发现告诉他们这些是有用的。如果没有关于强迫观念的准确描述，相关的暴露练习就不会有任何进展。下面的对话阐释了怎样鼓励患者说出无法接受的想法。

例 子

治疗师：描述一下这些令你如此痛苦的想法。

客　户：讨论它们是错误的，我会感到恐怖。

治疗师：对我来说，重要的是要充分了解是什么困扰着你，这样我就能建议你怎么解决。如果你不告诉我它是什么，我就无法帮助你。试着大体跟我讲一下是什么困扰着你。

客　户：我甚至不愿意想起它。想到它是非常错误的。在道义上那是错误的。

治疗师：是否与宗教信仰有关？

客　户：是的，讨论它是一种罪过。

治疗师：是不是与祈祷或去教堂有关？

客　户：我不能再去教堂了。

治疗师：你是因为这种强迫观念回避去教堂吗？

客　户：是的。

治疗师：某些有强迫观念的人在祈祷或在教堂里的时候会有闯入性的想法。他们讨厌这些想法，因为这些想法是亵渎性的，但他们不知道如何停止这些想法。因此，他们对有这样的想法感到非常羞愧。你是否有同样的经历？

客　户：是的。

治疗师：是否与祈祷有关系？

客　户：不，这只是我在教堂、神圣的图片或跟这些类似的东西周围的时候才有的想法。

治疗师：如果你能告诉我是什么样的想法，我或许可以帮助你处理。

客　户：我不会把整个想法都说出来，但是你知道的，有时我觉得不应该，但会想到一个亵渎词，就像当我在教堂里甚至是当我开车经过教堂时。

治疗师：是什么样的亵渎词啊？既然我们现在不在教堂，或许你可以告诉我一个你想到的亵渎词的例子。

客　户：嗯，这个词以 s 开头。

治疗师：是“大便”（“shit”）吗？

客　户：（点头赞同）

在这个模型中的对话，治疗师巧妙地让患者通过描述澄清了令人不能接受的想法的内容，患者可以接受或拒绝这种描述而不必确实说出这个不愿意接受的词。有时这种不能接受的想法是与祈祷相关的闯入的亵渎性想法，如在祈祷时出现的庸俗或淫秽的词，或祈祷某些不好的事情发生。其他亵渎性的闯入可能涉及撒旦或与宗教人士发生令人难以接受的性行为。

如果患者有强烈的宗教信仰，对你来说重要的是向他提供保证，保证治疗中没有任何东西是要患者对抗宗教的，在暴露练习中包含不可接受的亵渎画面时，这样的保证尤为重要。只有当患者对看起来自相矛盾的暴露的效果持赞赏态度时（即从长远看，用故意引起不可接受的想法来减少闯入性想法），在道德上值得怀疑的暴露练习似乎才是可行的。有时征募一个患者可以信赖的神职人员以支持这项治疗是有帮助的。这一协作性努力的第一步是获得患者的许可，允许治疗师解释他（或她）的强迫症状，并可以向神职人员解释暴露治疗的机制，然后大家聚在一起讨论这个神职人员的角色。

伤害的想法会因暴露于令人害怕的情境或因未能表演仪式而产生，这往往是强迫观念的一个重要组成部分。表现出强迫洗手行为的个体往往有疾病、残疾或死亡的想法。过度检查的个体会在遗漏或委任的行为之后出现伤害的想法。但是，并非所有的个体都能明确地表达那些与其强迫观念有关的危害后果的想法。有些人只报告了伤害的模糊概念，或只关注会伤害自己的焦虑。其他人则完全否认有伤害的想法，而且并不明白为什么会对连自己看来都确实没有伤害的情境感到强烈不安。

你必须确定，如果没有履行仪式，患者是否会认为将出现某些伤害。如果一个人存有这种信念，不解决这种伤害想法的暴露情境就没有多大用处。例如，如果一个患者关注的是在驾车时撞到儿童而不是成人，与成年人发生汽车事故的想象就不会有用。因此，除了要使实际的暴露情境的细节与患者的强迫观念相匹配，你必须使想象性的暴露情境与患者的预期灾难相匹配。这种匹配有时涉及显然很小但很重要的细节。例如，如果患者关心的主要是把疾病传播给他人，那么让患者想象他（或她）从污染物那里染上一种疾病就没有多大作用。

传统上，我们认为强迫症患者的强迫观念和强迫行为是不合理的或过度的，但有些强迫症患者并不这样看。不同患者以及患者内部对强迫观念的无意识的自知力不同。有些患者欣然承认自己的强迫观念是不合理的，却不是痛苦的，而另一些患者则坚定地认为自己的强迫观念和强迫行为是合理的。但大多数患者的信念强度随情境而波动；这种差异使评估变得复杂。例如，当在治疗师的办公室进行讨论时，那些担心从公共厕所染上疾病的患者可能会认识到自己的担心是不合理的；但当使用公共厕所时，患者可能会认为这些担心是相当合理的。

回避和仪式

因为回避和仪式维持了强迫恐惧，所以必须要把这些症状小心并充分地罗列出来，还要把这些症状一一消除掉。因为你的询问不可能引出患者表现的每一个回避或仪式，所以你必须帮助患者了解他（或她）在保持恐惧上的功能，并且鼓励患者注意具体的例子并主动报告给你。如果患者可以毫无痛苦地面对他（或她）经常回避的情境，那么这种回避可能与强迫症无关，不需要在治疗中进一步处理。患者越是强烈地反对这种试验，回避的这种情境就越可能与强迫恐惧有关，在治疗期间面对这种情境就越重要。

患者和治疗师都能很容易地理解多种形式的恐惧性回避（例如，避免蹲马桶或完全回避公共厕所、避免驾驶、避免使用尖锐的物体）。然而，微妙的回避也很普遍，也必须得到解决。例如，一个患者可能会根据尿液充满膀胱的时间来限制他（或她）离开家的行程，因为他（或她）只使用家里的洗手间。患者可能会不使用易拉饮料罐，而用有盖的瓶子取代，超市里有凹陷的罐子或有损坏的盒子也可能是患者的禁忌。患者可能会不穿袜子而只穿松散的拖鞋，因为穿袜子时需要接触脚。即使治疗师有敏锐的观察力，也不会揭示每一个细微的回避，因此，训练患者在自我观察中认识到这种回避是评估和治疗规划阶段的一个重要组成部分。

至于回避，无论明显的和微妙的，你都必须要识别。例如，一个有污染强迫观念的患者可能不会过度洗手，可能只是重复擦拭双手。而察觉心理仪式主要依靠患者的自我观察。因此，你必须教导患者发现并报告这些心理仪式，这样才能在治疗中解决这些问题。很多强迫症患者表现出了一些心理仪式，对这些心理仪式的评估应该是治疗计划的一个常规组成部分。

有时患者发现仪式化是痛苦的，并没有减少焦虑。如果患者为了避免“陷在”令人痛苦的仪式中而回避某些特定的情景或行为，那么后果可能是矛盾的。例如，一个有整洁强迫观念的人可能生活在肮脏的环境中，因为这样就可以避免仪式化的清洗，却可以不管令人痛苦的后果。关注整洁的人可能把财物放在杂乱的未包装的箱子里，因为完美主义的拆包、分类和项目的安排会令人非常痛苦。

由于一些令人厌恶的仪式，回避可能扩大到患者错误地表现出广场恐惧症的地步。当玷污的感觉导致淋浴 3 个小时、绝育或丢弃衣服以及非常小心地清洗家中的每个角落时，患者甚至会不敢走出家门，因为这样可以避免被玷污。在治疗中，这些回避都应该被指出来并且得到处理。

在某些情况下，会出现新的仪式以替代那些已经被淘汰的仪式，这就让我们想到心理动力学的症状置换的假设。例如，一个停止用酒精进行节育仪式的患者可能会用漂白剂代替酒精。一个担心在驾车时撞到人的患者表现出了一个微妙的变化，他放弃了通过后视镜检查事故，而代之以关注有关事故后驾车逃逸报道的新闻节目或用系统地注意乘客的沉默（认为如果乘客不打听事故，就没有事故）来获得没有发生意外的间接保证。

一般功能

强迫症的症状可能会影响日常活动，从而损害一般功能。必须要对这种影响进行评估。针对造成这种损害的症状的暴露练习可以与操作指南一起，以恢复先前混乱领域的适应性功能。例如，C先生遇到了做销售调用方面的困难，原因是在驾车时他必须回忆道路，因此他回避了销售任务而选择了办公室工作。对他的治疗包括驾驶练习，并且教导他重新开始做销售调用的工作。自我维持任务，以及涉及照料儿童的任务，如洗衣、做饭、购物，也可以与暴露练习相结合进行练习。因为在治疗期间不能体现实际的工作责任，所以职业表演的模仿可能是一个不太令人满意却有用的治疗方法。

评估应包括评价其他人在维持患者的症状过程中是如何合作的。患者要求来自于他人的安全保证，或在回避或仪式中要求他人的合作（例如，对患者来说，家庭成员必须脱鞋才能进屋，或者检查门锁或器械），这些都必须得到解决。

发展史

患者症状的发展

询问有关情况在症状开始时的周围环境，有关问题的进程和有关以往针对强迫症状的任何精神病学的治疗（注明提供者、类型、持续的时间以及治疗的结果）。如果先前的治疗不成功，与患者讨论对这一失败的解释，并预期怎样在方式上使该治疗计划与先前不同，才可以得到更成功的结果。

患者往往无法描述强迫症状开始时的周围环境，可能因为开始是循序渐进的，以至于没有任何明显的起点，或者是因为这些症状在很久以前就开始了，记忆已经消失了。获取强迫症症状开始的详细信息并不是认知行为疗法成功治疗的先决条件。但这些信息可能会使我们就患者强迫观念的性质作出推测，从而进行可能有用的暴露练习。

先前治疗

患者强迫症的历史也包括关于先前药物治疗和心理治疗的信息。有些患者可能接受过不充分的治疗，如服用尚未发现对治疗强迫症有用的药物，或服用剂量不足或持续时间不够的血清素吸收抑制剂。与治疗医生进行交流，以确定先前治疗的理由和结果，并帮助患者了解他（或她）的治疗方案。

对那些接受过心理动力的心理治疗的患者，他们的心理治疗师或许已经告知，他们的强迫症源于童年时期的内部冲突，而解决那些冲突的关键是治疗技术。告诉你的患者，没有任何证据表明强迫症是由内部冲突造成的，或者告诉他们解决这些冲突是比较令人满意的治疗强迫症的方法。

如果患者接受过认知行为治疗，要弄清用了哪些技术。如果没有涉及患者最担心的情境和禁止仪式的长期暴露治疗，那么这种认知行为治疗是不充分的。不充分治疗的例子包括每周一次治疗期间患者再次出现回避和表演仪式，暴露疗法没有解决最恐惧情境（例如，实践中丢弃邮寄宣传品的练习没有涉及丢弃积攒的其他垃圾），以及反应阻止法没有包括阻止心理仪式。

要形成一个好的关于先前所有的认知行为治疗无效的工作假说，这有助于减少再次治疗对以前不充分治疗的重复治疗。询问患者以前的困难，这样你就可以想出办法，从而帮助患者避免相同的问题。因此，如果患者没有遵照先前反应阻止法的要求去做，要探讨其原因，并与患者设计一个矫正程序。如果患者忠实地完成了分配的暴露练习任务而没有达到可能的缓解，要对这一失败进行解释并制定更有效的练习。

在某些情况下，适当的先前治疗取得了部分反应，患者正在寻求更大的解脱。这些往往是那些用血清素吸收抑制剂成功治疗的患者的体验，通常情况下，用血清素吸收抑制剂治疗效果最好可以使症状减少大约35％～40％。这类患者寻求认知行为治疗常常是为了提高药物疗效，或者是为了中止药物及消除副作用。有些患者只是不想继续无限期服用药物。

个人成长史

患者的历史也包括一般生活史，同时要注意强迫症的症状是如何与一般功能紧密结合的。了解患者的病史、精神病史、教育、工作、人际关系、经济状况历史、与朋友的关系、约会和性生活历史。

抑郁症

虽然一些研究结果显示，抑郁症可能会限制认知行为疗法对强迫症的疗效，也有其他研究结果表明，中度抑郁的患者对这一疗法反应较好。患有严重抑郁症的患者可能会难以坚持富有挑战性的治疗方案，治疗前先给患者用一些已经确定疗效的抗抑郁药，尤其是用一种已证明有抗强迫效果的血清素吸收抑制剂，通常是可取的。

说服患者

强迫症的定义

介绍强迫症的概念，可以引导患者去理解暴露和反应阻止法。以下是一种解释强迫症的模式。

有一种观点把强迫症看做一套思维、感觉和行为的习惯，这些习惯是极其不愉快的、浪费的、靠自己难以摆脱的。通常涉及想法、图片或冲动，往往是一些威胁性的东西，即使你并不想要，它们也会习惯性地出现在你头脑中。伴随着这些想法的是令人痛苦的感觉和强烈地想去做某些事情的欲望，以减少威胁和痛苦。人们也会形成某些特定的想法或行为习惯，我们称之为仪式，以试图帮助自己感觉好一点。不幸的是，这些仪式并不总是那么管用，最多仅仅使患者在短时间内减少了痛苦。通常情况下，你会发现自己正在做更多的仪式来对付这些问题，而这些仪式并不管用。把如此多的时间和精力投入到仪式中，

以致你生活的其他领域一片糟糕。例如，你……（举例说明患者的强迫观念和强迫行为）

治疗说明

在定义了强迫症之后，提供治疗的一般性说明：

我们的治疗的目的是削弱你的强迫性习惯，直至它们不再干扰你的活动。如同所有的习惯一样，强迫观念和强迫行为都可以通过练习得到削弱。要想削弱强迫模式，你要做两种类型的练习：暴露和反应阻止。暴露是要面对那些引起你强迫观念的情境，并在这种情境中待很长一段时间，直到你的痛苦减少。反应阻止意味着你必须使自己停止做为了摆脱强迫观念而做的事情，你只能待在这种情境中。换句话说，当因强迫观念而烦恼时，你必须避免已经习惯去做的所有仪式。暴露练习的目的是削弱情境和你当时的痛苦之间的心理连接（使用从患者那里收集到的具体信息作为例子：当接触任何与浴室有关的东西时，患者感到被玷污和焦虑，我们会设计暴露练习来削弱浴室、玷污和焦虑之间的心理连接）。当你练习放弃仪式化的冲动时，就削弱了仪式和暂时好些的感觉之间的心理连接。换句话说，在你履行你的仪式（指定可识别的仪式）之后，你会暂时感觉好一些。因此，你就一直试图通过做仪式来得到缓解。而通过不做仪式的练习，你会削弱仪式和短暂缓解之间的心理连接，然后强迫冲动自身就会减少。

暴露和反应阻止法帮助强迫症患者认识到他们一直拥有的想法是错误的。首先，你将了解到，即使你不进行仪式或回避那些触发你仪式化冲动的情境，焦虑和痛苦也不会永远存在。其次，你会了解到，如果不履行仪式，你害怕的那些坏的东西可能会发生也可能不会发生。你会意识到你不需要通过仪式来保护自己或他人。

大多数强迫症患者可以暂时停止回避和仪式行为，但这是非常不舒服的，而且他们不明白为什么有人会做完这个练习。为什么我们希望你暴露在这些情境中呢？这些情境你曾是那么努力地去回避。我们知道，当人们长时间面对令人害怕的情境时，焦虑会逐渐减少。但这通常只发生在你在相当长的时间内面对这样的情境的情况下。你必须让这种痛苦逐渐减少，而不是试图通过离开这一情境或做仪式化的动作来缓解痛苦。否则，你不会削弱强迫症模式，而且这种暴露也只能是痛苦而无益的。

诚然，对本计划而言，你必须决定停止回避和仪式化，但你是以一种已经发现可以减少强迫的方式去做的，并不是每一种暴露都有效。当然，当你偶尔或故意面对令人害怕的情景时会碰到特殊情况，但这并没有摆脱你的强迫症习惯。你必须做精心设计的练习，并正确去做，否则暴露就不会有效。在治疗中，你和我将制定一套精心设计的暴露练习以使你得到你想要的解脱，我会指导你如何通过这些练习。

你会看到，你的治疗效果在很大程度上取决于你的投入程度，还取决于我提出的适合你的特殊的强迫症习惯的暴露计划。这就好比一名运动员从专业教练那里得到帮助。假设一名棒球运动员的击球水平急剧下降，却不知道如何解决这个问题，专业教练就会观看他连续击球，并指出哪些该做改变，然后就会安排一些练习来纠正这个问题。如果教练知识不够渊博，也不能正确分析运动员的问题或者没有提供有用的练习，再多的错误练习也无用。另外，如果教练指出了正确的练习，但击球运动员拒绝教练的指导，那么指导也就不会有用了。同样，即使击球运动员同意教练的意见，但并不练习或为了使练习更容易而改变了练习的初衷，那么专业的指导也将是徒劳的。

暴露和反应阻止疗法就是这样。如果我安排非常重要的练习要你去做，但你认为你比我更清楚你必须做什么，并拒绝练习，或者为了使这些练习“更好”或更容易而改变练习，那么这就和我的专业技能无关了，因为你不能利用我的专业技能。同样，即使你接受了练习，但并没有按照要求去做，你也不会得到你想要的解脱。

有时，我指定的某个练习可能看起来不合理或似乎与你想从治疗中得到的东西不相关，但无论怎样，这个练习对你来说都是很重要的。如果你想要击出本垒打，教练可能会给你一个举重时间表和日常饮食表。这两者没有一种跟本垒打击球直接相关，但如果你的肌肉无力并且营养不良，你的击球也不会好。

在这个暴露计划中，我可能会为你提供一些似乎有点古怪的练习，这些练习与你的日常工作不同，但是，如果你想要从强迫症中得到解脱，无论怎样你都要做。例如，有时我要求人们即使脏了也不要洗，或要求他们不要检查即使其他人日常都要检查的东西。暴露练习不应该是单纯去模仿其他人的做法，所以你不要如此期望暴露练习。相反，暴露练习的目的是减少你的强迫观念和强迫行为。如果你抱怨某些暴露练习是不正常的，或者抱怨有些甚至不是一个正常人会做的事，那么你就错了。暴露练习不应该是正常的练习，应该是一种特殊练习，旨在使你从强迫习惯中走出来。如果你不明白正常的人是否也要像你一样做暴露练习，那就请记住这一点。这些练习不是为正常人设计的，它们的目的是减少你的强迫症症状。

通过描述在日常工作中患者要遵守的一般日常练习，总结说明治疗计划。

在下次治疗时，我将继续寻找更多关于你的强迫观念和强迫行为的资料，这样可以了解困扰你的各种情境和想法。我们将制作一个清单，并根据困难程度进行排序。我们将使用从 0 到 100 的量表，其中 0 意味着没有痛苦或困难，100 表示痛苦或困难最大。有时候人们称这些评级为 SUDs 评级。S-U-D 是痛苦主观单元的简称。暴露练习将以这个清单为依据。你将逐步面对那些对你有困难的情境和想法，直到你能面对清单上最困难的部分。此外，逐渐完成暴露练习清单上的任务后，你还要练习放弃仪式，这是至关重要的。如果你面对了所有的困难情境，但仍然继续表演仪式，你就无法摆脱强迫习惯。如果这个计划对你是有效的，那么你必须做完所有的暴露练习，并且禁止仪式。你不能跳过困难的暴露练习或者保留一定的仪式。

每天在第一次治疗开始的时候，我都会要求你独立进行当天做的暴露练习。你将面对我们在治疗期间面对的情境。我会要求你做两个小时的练习，如果你一次就做完所有的练习，而不是分成好几部分来做，那样最好。但是，有时可能因为特殊情况，你不能持续暴露两个小时。然而，即使在这种情况下，重要的是你要进行足够长时间的练习，强迫痛苦才会有所减少。有时，我可能会要你做一些我们不能在办公室做的练习，可能是因为实际限制，也可能是因为你必须独自去做才能减少你的恐惧（提供一个例子，如在家里摸固定不动的物体或独自驾驶）。

第八章

治疗计划：真实暴露

在第二治疗阶段，你要和患者共同创建一个暴露情境清单，以便在治疗期间让患者面对。本章提供了选择暴露情境的指南、从患者那里引出害怕情境的一系列问卷、样本清单以及暴露计划的例子。

创建暴露情境清单

根据了解到的患者的强迫细节，与患者一起编制在治疗计划中必须面对的暴露情境。同时，从中选择涵盖了患者强迫性痛苦的主要方面的10～20种情境。比情境的数目更重要的是针对治疗的主要困难的呈现方式，同时也包括一些特殊的痛苦情境。要求患者评估每一种情境会带来的痛苦，利用0～100 SUDs等级量表进行评估。你可以建议一些暴露项目、要求评级，然后要求患者在清单上添加其他的情境，用“收集信息：第二阶段”（见附录）记录这方面的资料。

选择暴露情境的指南

- 暴露的项目选择（即引起痛苦和促使仪式化的项目、情境或想法）是根据患者的恐惧而选定的。
- 这些项目要按困难度从低到高的顺序去排列，从中等难度的情境开始面对。也就是说，如果顶端项目引起100分的SUDs，那么50分的SUDs项目就是一个可取的起点。

- 最令人痛苦的项目应在提前制定的那一天面对，这样比在治疗结束的那一天面对要好。集中疗法的典型日程安排应该是在三周的时间内经历 15 次暴露，在这个安排的三分之一的时间处应面对最困难的项目，即暴露在第六天进行。

- 在面对过最困难的项目之后，暴露阶段应该涉及对最困难暴露的重复以及这一练习的变量。如果在计划开始之后发现新的项目，要把它们纳入剩余的阶段中。当一个暴露项目连续两天很少引起或没有引起痛苦时，可以删掉。

- 最初由患者阐述的暴露项目清单的细节在一定程度上是主观的。比起与患者在代表强迫恐惧的核心部分的项目上达成一个明确的协议，以及患者承诺会面对日程安排上的每一个项目来说，提前详细叙述每一个具体的暴露变量就不算重要了。在计划阶段中，过于详细就有点浪费治疗时间。如果你或者患者对一个过于详尽的暴露任务日程安排采取的是死板的或完美主义的态度，那么这也会导致呆板。最初的清单应足够具体，从而能使患者清楚地认识到暴露任务的困难，同时也应让患者了解暴露任务会根据需要而变化。因为通常只有在观察到患者表现的各种行为之后，你才会清楚最初的暴露清单哪里需要改动，所以在制订治疗计划阶段与患者保留协议上的选择权是很重要的。

询问台词

以下的询问台词可以帮助你和患者形成一个在暴露时要面对的情境。

例子

- 询问关于害怕的想法。想法和画面都要询问，还要询问引起这些想法和画面周围的环境。

治疗师：在厨房里洗碗时你担心什么？

患　者：当我在厨房里洗碗时，我担心两个玻璃杯碰到一起，害怕玻璃碎片掉进家人吃的食物里。这样会划伤他们的内脏。

治疗师：是什么困扰着你去教堂呢？
患　者：每当我在教堂里时，脑海中会浮现耶稣与魔鬼做爱的场景。

■ 询问关于恐惧的躯体感觉。

治疗师：在大便时你担心什么？
患　者：我感觉到没有排泄干净，所以不得不坐在那里用力，直到这种感觉消失。

■ 询问患者如果他（或她）禁止回避或仪式化会有什么预期的有害后果。

治疗师：当你大便时，如果排不干净会发生什么？
患者一：我听说那会患肠癌。
患者二：我只是感觉不干净，你知道整洁几乎是信仰。
治疗师：如果你使用厕所后没有洗手，会发生什么？
患者一：我担心如果不洗手，我会变得越来越焦虑，直到我发疯。
患者二：我担心如果不洗手，我会把疾病传染给无辜的人。

这些预期结果的例子说明了仪式化是如何在各种动机下发生的，例如清洗。如果通过特殊治疗程序可以使动机发生变化，那么识别这些仪式的动机是有用的。例如，对一个担心会把疾病传染给他人的患者，进行接触其他人会触摸的项目练习就是切题的；而对一个主要关注由焦虑而导致疯狂的患者，那么这种“传播”练习就是无关的。

■ 询问患者日常生活中所回避的情境，因为它们会引起强迫性入侵和痛苦或导致分裂性仪式。

治疗师：请告诉我你回避的情境，因为这关系到你的强迫性问题。至于回避，我的意思是不仅完全远离这种情境，而且还要拖延或推迟面对这种情境，并且要为避开这个情境做些事情。我先给你举一些例子。关注细菌的人可能会以各种形式尽量避免去公共厕所，这可能会涉及不出去吃饭或不进行长途旅行，因为这两种活动可能都需要使用公共厕所。另一种类型的回避可能是努力忍受膀胱充盈的时间远远长于你想要忍受的时间，这样你就不必去使用公共厕所。为了回避强迫性痛苦你会做什么？

患者一： 我一直带着卫生纸。如果我必须要用公共厕所，就不必使用那里的卫生纸了。如果我没有带纸，我就不会用别的纸。

患者二： 我不穿袜子，因为你必须接触脚才能穿脱。同时，我穿拖鞋或便鞋。我不穿有鞋带的鞋子，因为这样必须接触它们。穿便鞋只需把鞋跟顶住某样东西就能把它脱下来。但是也不能太紧，否则当你穿鞋的时候鞋跟部分会弯曲，这样你就必须接触它才能把鞋穿上。我从来不买号码正好的鞋子。如果我买的号大一点，就可以轻松穿脱。

- **查询仪式。要求患者围绕问题行为详细描述日常活动，并表演这些行为以发现任何不必要或过度的成分。向患者询问这些成分，这样可以发现它们是否与强迫性痛苦有关的。**

治疗师： 你告诉我你在早上剃须的时候有困难，所以我要求你把你的剃须的工具带来，我看看你如何剃须的。跟我描述一下你剃须遇到的麻烦。

患者一： 嗯，这得从我早上起床开始，首先我要上厕所。我打扫厕所和它周围的每一个地方，以防万一有水溅出来。然后，我会彻底洗手，直至胳膊肘处。然后，我清洗淋浴器和水龙头，这样我就可以在一个干净的卫生间淋浴。在剃须之前我必须是完全整洁的。然后我冲洗肥皂并确保肥皂上没有任何污点、毛发或其他的东西。接着，我就摩擦肥皂，直到弄出一些泡沫，我把泡沫涂在我的脸上。我从塑料袋里拿出剃须刀，并在最热的水下冲洗，在刮胡子的时候，我必须继续冲洗剃须刀。我真的刮得很慢，这样我才不会伤到自己。如果我割到自己，我必须立刻把酒精涂在伤口上。通常我不会割到自己，但如此小心翼翼就要花很长时间。我把酒精涂在我的脸上，以防万一有没注意到的伤口。然后我把酒精涂在剃刀上，并用酒精把塑料袋冲洗干净，再把剃刀放回袋里并且密封起来。这时我才能从淋浴室中出来。

患者二： 我使用的是电动剃须刀，因为它比刀片好用。每个地方我要检查10次，然后检查是否足够光滑。如果不光滑，就再检查10遍。当得到一个足够光滑的剃须刀时，我就必须清洗这个剃须刀。我在水里把它关闭、打开并轻拍10次。然后再吹10次，再轻拍10次。再检查是否已经足够干净了。如果行了，那我就关闭并做剃须的下一部分。

暴露项目样本清单

以下例子说明了三种不同的害怕可能列出的项目。每个项目都按照难度递增的适当顺序来呈现。

害怕玷污

1. 触摸鞋子顶部
2. 触摸鞋子底部
3. 坐在办公室的地板上
4. 触摸诊所水槽的水龙头
5. 触摸诊所厕所的门把手
6. 触摸诊所厕所的门栓
7. 坐在公共浴室的地板上
8. 触摸诊所厕所的冲厕把手
9. 触摸厕所卫生纸卷筒
10. 触摸诊所厕所马桶座圈
11. 触摸马桶的瓷质贮水槽
12. 穿着衣服坐在诊所的厕所马桶上
13. 坐在诊所厕所里小便，使用卫生纸，用手扳动把手来冲洗马桶
14. 坐在餐厅厕所里小便，使用卫生纸，用手扳动把手冲洗马桶
15. 坐在机场厕所里小便，使用卫生纸，用手扳动把手冲洗马桶
16. 用鞋子触碰人行道上的狗屎
17. 踢过人行道上狗屎后触摸鞋子
18. 摸过沾了狗屎的鞋子后，摸诊所里的门把手或其他物体表面
19. 与路人握手
20. 与路人握手后在公共市场摸农产品

害怕超自然伤害

1. 想到词语“厄运”
2. 大声说“厄运”
3. 在纸上写词语“厄运”
4. 在手背上写词语“厄运”
5. 想到数字“13”
6. 大声说数字“13”
7. 在纸上写数字“13”
8. 在手背上写数字“13”
9. 想到一个亵渎性的词语
10. 大声说一个亵渎性的词语
11. 在索引卡上写亵渎性的词，并随时随身携带
12. 看电影《驱魔》
13. 使用显灵板预测未来

有些案例可能会需要使用更痛苦的暴露内容（例如，神秘符号如数字666或五角星）。如临床表明的一样，可能要创造附加项目以治疗患者的特殊强迫病理。

害怕过失行为伤害自己和他人

1. 把干洗店的塑料袋丢弃到垃圾桶里
2. 把水壶排列好并离开厨房
3. 在准备食物的时候触摸玻璃碗
4. 当婴儿坐在高脚椅子上的时候用快刀切面包
5. 把水壶排好并在屋外散步
6. 在洗碗机的底部留一块碎玻璃
7. 准备食物的时候把一块碎玻璃放在水槽面上
8. 准备食物的时候在水槽面上放一个排水罐
9. 拿着面包刀的同时抱着孩子
10. 拿着面包刀的边缘给婴儿

暴露计划样本

下面暴露计划的例子说明了这章所介绍的指南的用途。

清洗者

患者担心被粪便、尿液和汗水污染，也害怕接触他人，担心染上某种严重的疾病，担心把疾病传播给别的个体。患者担心的情境与他们引起疾病的程度有关联，而且这建立在患者对那些情境的 SUDs 等级上，下面的等级就形成了。每次治疗所包括的暴露练习就基于这个等级。

担心的情况的 SUDs 等级：洗涤者

情况	SUDs	情况	SUDs
路人	100	汗水	75
粪便	100	报纸	60
尿液	100	门把手	50
公共厕所马桶	80		

分次暴露练习：洗涤者

- 第 1 次——患者跟着治疗师穿过楼房，触摸门把手，包括公共厕所的。然后把两手搓在一起，摸自己的衣服、脸部和头发，然后进行握手练习，先与治疗师握手，再与楼内的其他人握手。患者拿着等候室的人留下的报纸，然后用手摸自己身体的其他部分和其他人，就像摸完门把手做的那样。
- 第 2 次——患者先摸报纸和门把手，然后摸自己的其他部位，与别人握手。让患者把一只手放在臂下，另一手放在他的鞋里，引起他与汗水接触的暴露。
- 第 3 次——在这次暴露部分的第一个 10 分钟内，与第 1、第 2 次一样，患者反复暴露于门把手、报纸和汗水。对患者来说，新任务就是站在诊所厕所马桶边，并用食指触摸马桶座圈。首先，治疗师向患者示范这个程序，然后让患者触摸马桶座圈。接下来的步骤是，患者合手，让食指能碰到手的其他部分。然后，患者把两手放在一起，触摸治疗师的手。治疗师做触摸脸和衣服的示范，并要求患者做同样的动作，重复这个过程。然后要求患者用整个手，包括手掌触摸马桶座圈，并重复整个过程。

- 第 4 次——暴露从重复第 3 次的触摸马桶座圈的任务开始。然后治疗师演示穿着衣服坐在马桶座圈上，并要求患者做同样的动作。接下来，治疗师要求患者关上厕所门，脱掉衣服坐在马桶座圈上，并且不对座圈表面进行任何进一步的检查。然后，治疗师走出厕所，患者坐在厕所里。

- 第 5 次 ——要求患者像在第 4 次时一样坐在马桶座圈上，在纸巾上撒一点尿，然后用手拿纸巾回到治疗师办公室。治疗师从患者手里拿过纸巾，触摸有尿液的地方，并要求患者做同样的动作。然后要求患者把手合在一起，触摸自己的衣服、脸部和头发。要患者保留好纸巾，以便接下来的暴露练习使用。

- 第 6 次——重复第 5 次时的做法，即从患者坐在马桶座圈上开始。但在这一次，要求患者将纸巾放到肛门处取一些粪便污物，然后拿纸巾回到治疗师办公室。治疗师触摸纸巾上被弄脏的地方然后再触摸衣服、脸部和头发。患者做同样的动作。要求患者保留这张纸巾以便随后的暴露练习用。

- 第 7 次——用患者保留的纸巾先重复上一次的粪便污染的暴露。然后陪患者到街上无家可归的游民经常光顾的地区。在附近的商店把一些美钞换成硬币。然后患者面对无家可归者做暴露练习：走近几个要钱的人，给每个人 0.25 美元，在他们接受了硬币之后触摸他们的手，如果被允许，随后跟他们握手。每次接触后，患者都要触摸治疗师的手，并且触摸自己的衣服、脸部和头发。

- 第 8～15 次——形成第 1 至第 7 次完成的暴露任务的变形，并且在不经意间练习这些暴露。患者参观并触摸诊所外的公共厕所（如餐馆和购物区的厕所），多次与无家可归的人在不同的地方进行接触。某个时间，治疗师指导患者在家里进行项目练习——触摸准备好的两张纸巾，包括触摸家具、厨房的柜台和用具、存放在抽屉和衣橱的干净的衣物以及干衣机和洗碗机的内表面。在基本暴露练习的变形的发展和实践中，应特别注意有痛苦存在的地方。

检查者

患者在开车时总是害怕会伤到别人，甚至在家使用一些器械、锁、灯等东西时，也会怕伤到别人。让他尤为担心的是他那4岁的儿子，他总怕自己会把他摔到水泥地板上，或者担心孩子会从楼上掉下去。为了避免这些灾难的发生，患者总是一遍遍地检查这个那个，包括开车时周围的环境（有时直接检查，有时从镜子里看），关注他儿子的动态和状况，检查家里的一些器械、锁和灯。基于患者的暴露项目清单及SUDs评级，形成了以下担心的情境的SUDs等级和暴露练习的日程安排。

担心情境的SUDs等级：检查者

在拥挤的马路上开车：100
带着儿子走过水泥地板：85
儿子在开着的楼梯口旁玩耍：75
冲厕所时盖上马桶盖：70
打开门窗：60
使用灯和炉子：50

分次暴露练习：检查者

- 第1次——患者打开和关闭灯一次，打开和关闭灶具一次，打开和关闭门窗一次。过后，立即离开房间，并且集中注意力于没有检查这些物体。这次治疗中用不同的开关、家用电器和窗户，不断重复这个过程。在房子不同的地方进行每个暴露练习，以便任务完成后的“意外”检查不会发生。
- 第2次——患者反复暴露于第1次的情境，但在执行任务时在同一个房间且没有治疗师在场，这样，就不会把治疗师的默许认为是自己确实没有做任何有害的事情。
- 第3次——重复前几次的练习。此外，患者允许他4岁的儿子在没有监督的情况下在楼梯口附近玩耍。
- 第4次——重复前几次的练习。此外，让患者抱着儿子穿过水泥地。

- 第 5 次——重复前几次的练习。然后，在治疗师的陪同下，患者在公路上驾驶，且沿着不同的路线返回，这样他就不能顺便检查事故。拿掉安装在中心的后视镜，这样就能集中注意力于后面有汽车的地方，在变换车道的时候只能使用门式后视镜。
- 第 6 次——像第 5 次一样，患者在公路上驾车，但没有治疗师的陪同。驾驶后返回诊所，告诉治疗师自己在练习中的表现和感受。
- 第 7～15 次——在不同的条件下继续暴露于以前所有的情境，特别侧重于最困难的项目。各种驾驶任务包括在夜间、有雨的天气、挤满了行人或孩子的地方驾驶。

囤积者

为囤积者设计一个暴露程序有时会出现特殊的困难。首先，你必须能够使患者的症状模式充分概念化。相对的，很少有囤积者确实会为了囤积而花很多时间去仪式性地收集东西。事实上，许多人似乎很少甚至根本不在仪式上花时间，他们的困难似乎主要是避免丢弃。这些人试图把这个问题解释为一个切合实际的问题——一个简单的丢弃大量储藏物质的后勤安排问题。

在那些似乎很少有仪式的囤积者身上，可能存在无法解释的完美主义的分类问题。因此，这些人关心分类或错误丢弃的问题：他们害怕自己可能会丢掉一些重要的，或将来在某种无法预料的地方肯定会用到的东西。因为进行完美的分类是如此折磨人，所以这些人就会避免丢弃。通过这种回避，他们就不会冒无意中丢弃一些重要东西的风险。

其他的囤积者对丢弃东西有着不可思议的想法。例如，一个人可能不敢丢弃剪下的指甲或头发，因为他担心这样做会造成某种程度上的伤害。有些囤积者有道德上的顾虑，就是完美主义地避免浪费任何东西。

对很多囤积者来说，练习计划包括两个组成部分：一是丢弃大量的囤积物；二是练习用不完美的方式分类排序。这两种任务既相关又有所不同，把它们分开来想是很有用的，这样整个活动看起来并不是压力太大。

你已经囤积了多少废弃物了？假设你有 1 000 磅的东西要扔，它们塞在几间屋子里。如果你试图认真地把所有的东西都归类，那么在很短的时间内你就会很坚决地要放弃，因为这项工作对你来说很痛苦，占用太多的时间。相反，不用把它们归类于哪些留哪些扔，你就会很快地丢弃废弃物。不分类丢东西的行为是一项很重要的暴露练习。你可以让助手仅仅是帮你把所有的废品搬出房间，或是租用一辆货车或垃圾车就把它们拖走。

一旦你没有分类就丢掉那些废品，那么你可能还要学着去分类，要没有痛苦、没有仪式地丢弃那些东西。如果这样的话，你的暴露项目就应该包括这种练习。要这样做，就要准备依次分类或丢掉小数目的物品，留下在不久的将来肯定会用到的东西。如果你不试着没有仪式或痛苦地分类和丢弃，你很快就会又开始堆积一些废品，虽然你在做暴露练习的时候已经做了很大的努力扔掉那些囤积的废弃物。

下面的暴露计划是为一个担心无意中丢弃物品的患者制订的，她担心丢弃的东西在将来某个时候可能会用到，积累了大量的报纸、杂志、旧衣服、邮件、收据和用过的包装材料，她已经对公寓、另一处租来的储物箱和轿车里的储藏物做了分类。此外，她的冰箱里装满了已经变质的食品，因此已经没有任何空间来存放能吃的食物了。我们制定了以下担心项目的等级和练习的日程安排。

担心的情况的 SUDs 等级：囤积者	
清空家里存放废品的房间并扔掉所有废品	95
清空储物箱并丢掉里面的东西	95
清空冰箱并不加分类地丢掉所有食物	90
挑出新邮件并丢掉大部分邮件	75
丢掉存在车里的废物	85
整理收据，扔掉大部分	75
丢掉旧衣服	60
丢掉旧的包装材料	57
丢掉办公室里的旧报纸	50
丢掉办公室里的旧杂志	55

每日暴露练习：囤积者

- 第 1 天——患者把一箱旧报纸和杂志带到治疗师的办公室。治疗师和患者一起把所有的东西倾倒到垃圾桶里。治疗师演示如何迅速丢掉垃圾而不必仔细检查每样东西。可以允许粗略地检查，也就是说，允许患者在丢东西的时候看着这些东西。贵重的东西可以保留，但在这一箱报纸和杂志中没有一样是贵重的。家庭作业是，患者在家里选择一箱报纸和杂志并以在治疗师办公室所做的同样方式丢掉。第 2 天患者要带来另一箱材料，如一大袋子的旧包装材料。

- 第 2 天——患者在治疗师的监督下丢掉一箱杂志和报纸。同样地，患者丢掉新带来的这一大袋的旧包装材料。治疗师陪同患者去其中一个租用储物箱的地方，检查里面的东西，与患者一起选取一箱垃圾并立即丢掉。家庭作业就是患者在家里像丢掉一箱旧包装材料一样丢掉另一箱报纸和杂志。第 3 天，她要选择两箱旧衣物和一箱存放的收据并带到办公室。

- 第 3 天——患者在治疗师的监督下丢掉两箱旧衣物。治疗师演示把储存的收据分类以便丢掉。除了那些昂贵设备的保单，把所有的收据都丢掉。如果收据面值不到 50 美元就立即丢弃。每个收据都要立刻下决定，不允许延时检查或审议。如果对是否保留某一收据有疑问就要立刻丢弃。只有那些明显重要的收据才能保留下来。2 英镑左右的收据都要丢掉，不保留丝毫东西。家庭作业就是患者重复第 1 天和第 2 天的丢弃家庭作业，同时要再丢掉一箱旧衣服和一小盒子的收据。

- 第 4 天——患者把从第 1 天治疗以来收到的所有新邮件都带来，并带来一个检查本。对于广告，不必打开就要丢掉（例如，一个标记着“内有宝贵的优惠券”的信封和一本当地超市的广告册子）。对于其他邮件，迅速打开，并浏览 5 秒钟，除账单、支票或个人信件外，都要丢掉。如果发现一个有用的账单，立刻记下来并且在这次治疗期间把付款寄出。除了在这个检查本上有记号的账单，不必保留任何支付账单的记录。治疗师陪同患者一起驱车到隶属医院的附近的一个垃圾箱处。治疗师演示快速丢掉衣箱和汽车座位上的旧报纸、瓶子、铝罐、杂志、旧衣服及食品包装。然后患者快速地、不分类地丢掉储存在汽车里的大约75%的垃圾。家庭作业就是让患者丢掉储存在汽车里的剩余的25%的垃圾。此外，要患者购买一箱垃圾袋以便下次使用。要患者立即整理、删除或回复任何新邮件。

- 第5天——治疗师在患者家里与她见面。一起清掉冰箱里75%的东西，并把这些东西装到塑料袋里，然后搬运到公寓楼的垃圾堆上。家庭作业是要患者租用手动搬运车并带到公寓里，以便随后几次治疗使用。

- 第6天——治疗师在患者家里与她见面。他们一起把成箱和成包的报纸、杂志和其他垃圾装到搬运车上，然后推到公寓楼的垃圾堆处，不允许对这些袋子和箱子里的东西进行任何详细的检查或分类。如果有一个箱子或袋子里是衣物，就留作以后的治疗使用。在这次治疗中要丢掉大约5%的存储垃圾。家庭作业就是要患者花费1小时的时间把垃圾运送到垃圾堆处。

- 第7～15天——继续并进行1～6天的练习。剩余的大部分时间都花在每天丢掉公寓的大量囤积材料上。治疗师在某天到患者的家和储物箱处访问。其他日子见面的地点在治疗师的办公室，在那里讨论前一天和第2天的功课。某些日子，患者安排朋友来家里和储物箱处看望她，以帮助拖运东西。每天大约丢掉10%的存储材料，这样到第15天的时候几乎已把所有的垃圾都丢掉了。15天的日程安排结束后，患者就把剩余的垃圾全丢掉了。

第九章

治疗计划：想象暴露治疗

一般来说，单纯的想象暴露并不是一个首选的治疗强迫症的方法（见第四章）。然而，一些实验证据表明，当与真实暴露一起使用时，真实暴露在治疗中可以促进保持在治疗期间取得的成就。另一个治疗要包括想象暴露的原因是，允许在体内进行不切实际的练习。例如，一个害怕在教会服务部门突然说出淫秽词语的人可以在治疗师的办公室长时间地想象这种情境。

大多数情况下，想象暴露所依据的原理反映了真实暴露的原理。患者面对那些引起强迫痛苦的材料，不试图采用离开这些情境或表演仪式的方式减少痛苦。但是对想象暴露来说，引起强迫观念的信息并不总是在患者每天生活都碰得到的情境中出现。在一定程度上，这是由一些媒介引发的，如叙述性的文字、幻灯片或视听教具。

唤起情感的媒介总是附属于基本目标，引起强迫痛苦并允许自发减少。作为一个体内练习，如果想象暴露练习既不能引起担心，也不能让担心减少，那么它极有可能是没有治疗意义的。

因此，治疗师的重要的任务是：

- 形成唤起情感的材料，引起强迫痛苦。
- 以唤起情感的方式呈现材料。
- 帮助患者理解想象是怎样运作的，以及鼓励患者忍受痛苦直至其减少。

要实现这些目标取决于很多因素，本章概述了其中较为明显的一些。

暴露的媒介

唤起性材料是呈现给患者可引起某个画面的东西。这种材料可以是口头或书面的描述，可以是一个静止的视觉显示，如照片或幻灯片，可以是一个动态的视频显示，如录像现场，可以是一些新兴媒体技术，如计算机生成的交互式视听展示。

如前所述，媒介不是最重要的。重要的是，不论其呈现的媒介是什么，唤起性材料要与患者的强迫性焦虑相匹配。因此，想象暴露的第一项原则就是发展唤起性材料，要与患者所害怕的东西非常匹配。这一点似乎很明显，必须从根本上重视。

达到唤起性材料与强迫性焦虑之间的良好匹配，这取决于对患者所担心的内容有一个很好的理解。这种理解主要来自先前治疗计划阶段的广泛的评估工作。在这个阶段，你要拟定一套唤起性材料，并把它们的用处安排在治疗计划中，必须与患者讨论这些。

对想象暴露最有用的媒介是脚本叙事，你要在治疗中口头叙述。这种媒介是极其灵活的：记叙的内容是无限的，并且如果需要，可以在瞬间改变，可以停止并重新启动，而且患者可以记录下来在家庭作业的暴露练习中使用。虽然其他的媒介对想象暴露具有一定的优点，但很烦琐。虽然好的幻灯片、录像带或计算机生成的演示文稿可能唤起人的感情或记忆，但对一个特殊的患者来说，适当的幻灯片的设置、录像带的收集或虚拟现实的程序，实际上可能很困难，并且也很消耗时间，而且练习时还需要设备。因此，脚本叙述往往是想象暴露的首选。

虽然更详细的描述环境的“图片”历来被认为能引起更生动的想象，只是不知道应有多详细。由于想象暴露的效果取决于患者产生情绪的图像，因此列入脚本的细节对患者具有特殊的情感意义是至关重要的。例如，一个脚本使用了一些患者自己的话，如果这些话是患者强迫性入侵的一部分，那么这个脚本就特别具有唤起性，并且肯定能引起强迫性痛苦。另一方面，列入与患者的强迫内容不一致的细节，或干扰情感想象的形成可能是有害的。

一些证据表明，在脚本中加上躯体反应的描述（如心率、出汗）可以增强患者的情感参与。因此，患者报告的出现强迫性痛苦的体验，包括身体上的反应，都被引荐。一个集中想象暴露的日程安排模型如下：在治疗之前发现6种可以逐渐提高痛苦唤起可能性的情况，并制定描述每一种情况的脚本。每个脚本都在一定程度上描述了容易引起患者强迫性焦虑的情况。更严重的焦虑和担忧的后果都按照顺序包括在随后呈现的脚本中。

想象暴露的问题

如果患者声称没有出现生动的画面或否认在想象中感到痛苦，你或许应该改变想象程序。如果省略了重要的细节，或包含了令人分神的不符合之处，就要改变脚本。想象暴露的另一个问题在于患者的态度。有些患者故意避免在画面中包括某些脚本材料或在想象中分散自己的注意力以减少痛苦。你可以询问想象的细节，并提醒他们如果想让治疗有效，那么想象必须是对他们强迫性焦虑的痛苦反映。让患者描述想象的画面可以发现你的脚本和患者想象之间的差异。如果脚本中包含与患者的强迫观念不一致的内容或重大遗漏，就要修改这个脚本。如果患者以“温和”想象的方式在某种程度上向暴露妥协，就鼓励患者让画面更令人痛苦些。你的任务是帮助患者接近这种强迫观念，而不是简单地靠死记硬背来遵循一些预先设定的脚本。有些患者在没有持续的口头叙述的情况下会产生更好的恐惧性画面。对这类患者而言，叙述实际上是分散注意力并妨碍情感的参与的。

想象暴露的准则

- 准备好逐步增加痛苦的唤起性材料。
- 在故事描述中列入令人害怕的灾难性后果使我们有机会减少对这些潜在后果的预期恐惧。

- 唤起材料与患者的强迫性焦虑相匹配。
- 想象暴露诱发的强迫性痛苦预示着强迫症症状的改善。
- 如果患者始终否认在想象暴露中有痛苦的感觉，就必须对这个程序作相应的修改或放弃这个程序。

想象暴露的模型介绍

进行暴露练习有不同的方式。一种方法就是想象暴露。这意味着不必在现实生活中面对那些引起你强迫观念的情境，你可以在想象中练习。这种技术类似于你要做的实际暴露练习。你会想象在没有仪式的情况下面对困难的情境，即使它是不舒服的，你都要继续想象自己处在这种情境中，直到痛苦减少。这种想象练习的优点是，你可以在想象中面对你在现实中不能面对的情境。例如，你可以想象你所害怕的灾难性后果，直到它们不再过于干扰你，但不会在现实生活中产生不良后果。当制订治疗计划的时候，我们会制定一些在你想象练习时会用到的场景。然后，开始练习的时候，我会在这次治疗中引导你进行一遍这个想象过程。接着，你就在我们在这次治疗中录制的一盘磁带的帮助下，在家里练习。当你想象的时候，我会请你闭上眼睛，这样你就不会被打扰。只有当你可以形成一个情境的画面，并且足以使你感到一些痛苦，使你觉得这像真实发生的情况，这个想象才是有用的。因此，当你想象的时候，重要的是让自己感觉就像正遭受强迫性焦虑一样。但是，我会让你在这个想象中避免任何仪式，即在实际中出现了这种情况你就会做的仪式。在你保持了这种想象一段时间后，我会请你大声描述你所看到的、所想到的、所感觉到的，以及在这个想象中你所做的。同时，我会时不时地询问你的感觉。

想象暴露的叙述脚本样本

你坐在椅子上，我和你在一起。你已经开始感到有点担心，因为你知道我们今天将做什么。你知道我们将触及许多你通常回避的事情，而且你知道自己会被玷污。我要告诉你，现在该开始了，第一个练习就是你要坐在地毯上。你看到地毯不是很干净，当你低头看地毯时立即感到紧张并且心跳加速。地毯上有一点线头和一些深色污渍，你意识到是人们在很脏的地面上走过把污渍带到了地毯上。地毯上满是鞋上的细菌，你知道这必是人们从街上、人行道和狗狗排泄尿和粪便的草地走过造成的。你要知道人们不会太关心自己去过哪儿，而且在进大楼时也不会仔细地将自己脚底擦干净。你并不想坐在脏的地毯上，你真的不想这样做，但是你知道要是做到这一点对于缓解强迫症状来说非常重要。那么你就坐到了地毯上。你不想用手去触碰地毯，但你要用一只手按在地面上来保持平衡，因为当你坐下时，地毯感觉起来凹凸不平。你看到手掌上有头发沾在上面。你知道现在自己的手和衣服已经弄脏了。你想知道自己在触地毯时是否已经将来自粪便的细菌弄到了身上。你认为这是必然的，因为那么多的人在这个地板上走过，而且你能看出来这个地毯没有经过仔细的清洗。你突然满身大汗，因为你意识到在接触了地毯之后你将不会去清洗来防止病菌。你想要站起来去洗手，但是你不会去做，而且对这种阻止你觉得非常不舒服。你担心你会因为这些细菌而生病。

如前所述，叙事脚本不是唯一可用于暴露的唤起性材料。商业电影里描绘的恶魔的财产、冲动性伤害他人、令人无法接受的性活动等，也可以高度唤起强迫痛苦，因此，对暴露也非常有用。

第十章

治疗计划：反应阻止法

提出这一概念并说服患者

正如我们在第四章中讨论的，避免仪式或仪式阻止是强迫症的认知行为治疗的一个重要组成部分。但这是一个经常被误解的成分，其实施往往需要一些艺术性。

传统的反应预防概念本身就是困扰的一个来源。这似乎暗示，在治疗过程中，除了患者之外，一些代理人也会干扰患者的仪式化。这一含义可能会吓走那些潜在患者，如果他们怀疑自己的治疗在某种程度上是强制性的。这一概念似乎还向患者表明，面对仪式化的冲动时，他们对此可能没有太多的选择。但这些暗示大大歪曲了强迫症的认知行为疗法的现行实践。

在现行实践中，与强迫症的认知行为疗法的暴露部分一起，反应阻止法通常是独立的。这就是说，患者是被避免仪式的理由和重要性说服的，事实上，是被必要性说服的，并且他们接受的是自我控制策略的训练。重要的是，要在这种方式下开始这一进程，要那些潜在患者马上明白你不会是一个强制性的代理人，而他们——患者可以很好地控制仪式化。

通过早期解释和你以后完全符合这一理想的行为，你可以十分简单地说服患者，在这一过程中，你的角色是教练而不是恐吓者。在你这一方面，这种一致性有时需要极大的自制力，尤其是在面对患者不遵守你的指示的情况下，但这并不是特别复杂。但是，患者选择避免仪式的这个问题是一个更复杂的概念，在实践上很难做到。

告诉患者必须选择停止仪式化是认知行为治疗的一部分，

他们认为这是不能做到的。有些人在第一次听到有关治疗的部分时变得非常生气，认为“如果我能阻止仪式化就不需要来治疗了”。许多人可能认可十分常见的简单说法：“强迫症是一种脑部疾病。”在面对神经生物学的命运时，他们认为别无选择，除非通过化学药品或精神外科手术，否则命运无法改变。对一些人来说，长期不成功地尝试克服仪式的痛苦历史，导致了他们绝望地不想做任何进一步的努力。

许多患者轻易许诺能够避免仪式。另一些人则认为他们别无选择，只能仪式化，任何要他们避免仪式的指示都将是失败的。因此，在指示他们停止仪式化之前，说服持怀疑态度的患者仪式防止的重要性和可能性，实际上是至关重要的。

对那些认定强迫症是一种躯体疾病而不是精神疾病的患者，一些辩论可能会是有用的。首先，你们可以就生物和心理的解释是对强迫症不同的理解方式，或“是对同一问题的不同的角度”，或这两个都是有用的来展开辩论。你可以通过引用暴露疗法和药物疗法两者疗效的证明性文件具有说服力地说明这一点。其次，你可以举例说明在身体受到伤害（如中风、运动伤害）后，练习在身体和认知康复两者中的作用，说明这一点：把一个问题看成是躯体问题并不意味着进行一定认知行为练习就不是非常强大的。引用这个发现可能会有帮助——利用正电子发射断层扫描技术（PET）模式，在强迫症患者中发现，经过认知行为治疗和药物治疗这两种治疗后产生了相同的变化。

对于那些怀疑自己的选择能力不依赖于身心关系这个问题的人，其他方法可能会更有帮助。例如，当患者因为他们的表现令人尴尬或特别不方便而延迟仪式时，详细分析患者当前的仪式模式可以揭露实例。这种披露可以说服一些患者，他们确实在一定程度上选择了仪式化。对于一些患者，仪式已变得“自动化”了，它们都是无意识的，因此他们似乎不容易去自愿控制。在这种情况下，你可以解释说选择需要意识，从而加强他（或她）的选择能力。典型实例是过度学习的习惯，如系鞋带或用手动汽车变速器以一个特别的模式变速。一个人必须特别关注这些活动，通过长期练习以改变这些根深蒂固的习惯。

在治疗规划期间应该概述避免仪式的具体情况，并在治疗期间经常审查。以下部分给出了清洗和检查仪式的指南的样本。

患者应该得到一份适合他（或她）的特定仪式的指南。本书附录提供了对有清洗和检查仪式的患者的指南样本。

阻止仪式的样本指南

净化仪式

在仪式阻止期间，患者必须限制水在身体上的使用，也就是说，不允许洗手、冲洗，不允许使用湿毛巾或洗布。患者可以使用面霜和其他化妆物品（痱子粉、除臭剂，等等），但不能使用可以减少污物的东西。患者可以用电动剃须刀刮胡子，可以喝水或用水刷牙，但不能把水洒到脸或手上。患者可以在监督下淋浴，包括洗头发，每 3 天洗一次，一次 10 分钟。监督通常要求指定人员监督淋浴的时间，并在结束时通知患者停止淋浴。禁止患者对身体特殊部位（如生殖器、头发）的仪式化清洗。不寻常的情况（例如，因医疗条件限制必须清洗）可以例外。

在家里，如果患者难以控制强烈的清洗冲动，一个指定的亲属或朋友应能跟他谈话。患者必须向监督者报告任何这类的担心，监督者必须保持与患者在一起，直到冲动减少到可以控制的水平。监督者观察到任何违反仪式阻止时要提醒患者，并提醒患者将这些报告给你。为了帮助患者不再做仪式，监督者可以提醒患者仪式阻止在强迫症治疗中的重要性，但不应与患者争论或使用身体暴力。某些情况下，如果患者同意，可以把现在用着的水龙头的供应阀关闭（一种刺激物控制形式），以减少“诱惑”。淋浴可以自我定时或由帮助自己的人计时，但让人直接观察患者淋浴并不合乎习俗。

检查仪式

从第一次暴露和反应组织开始，患者就被禁止了所有仪式化行为。只允许正常的检查（例如，检查一次门锁），禁止检查在通常情况下不检查的项目。

在家里，一个指定的亲属或朋友可以帮助患者，当患者想要检查的冲动难以抗拒时，可在他的请求下帮助他，和他待在一起直到冲动减少到易于控制的水平。

仪式的自我监控

在强迫症的治疗中，自我监控具有双重目的。它促进了患者对目标监测事件的意识，并且为你提供了更准确的信息，通常，自我监控是很困难的。因此解释并强调它的重要性至关重要。此外，患者在维护监督程序的纪律上会不够积极。

根据以下介绍让患者准备自我监控。

> 重要的是要获得关于你的强迫观念和强迫行为的准确信息。这个监测本身实际上是一个强有力的治疗程序，因此，对你来说，利用好它的优点是很重要的。实际上，自我监控可以帮助人们练习自我控制，可能是因为它帮助人们充分意识到自己正试图控制的东西。自我监控的另一个优点是，我们可以用它来监控你的进展，并相应调整治疗练习。
>
> 要监测你的强迫观念或强迫行为可能会很难，特别是如果你的强迫观念和强迫行为很多，或者你并不习惯关注它们出现的时间。现在你要花费一些时间，然后在下一次治疗时学习如何自我监控。这里有一些表格可以帮助你自我监控。用这些表格记录你的强迫观念和强迫行为。

提供“仪式自我监控”表格便笺本和活页夹，用来记录完成的项目。

自我监控的指南

给患者看一遍自我监督表格，并提供下列说明。

> 不要猜测花在仪式上的时间。用钟表来确定花费的时间。
>
> 开始仪式之前记下时间，然后在停止仪式的时候再记下时间。

在醒着的所有时间都把监测表带在你身上。

每次你表现仪式时就立即记录在监测表上，而不是事后试图记起。

非常重要的一点是，不能把记录推迟到当天结束或第二天的开始。以这种方式进行监测不会带给你太多的好处，而且很可能是在浪费时间和精力。

写几句短短的话，记录仪式化的诱发因素。可以是一个想法、一个动作或你面临的一个情境。

每个仪式的诱发因素不需要用太长的文字描述，因为自我监控任务还涉及痛苦的自我评级。这些评级与暴露练习相同。我们称之为 SUDs。

使用从 0 到 100 的若干数字等级来描述痛苦的程度很方便，其中 0 意味着你没有感到痛苦，而 100 表明你极其不安，是你最糟糕的感觉。让我们试着做一做。你现在感觉有多少痛苦？你经历过 0 分的痛苦吗？什么时候？100 分的呢？什么时候？ （帮助患者建立定位点 0 SUDs、50 SUDs和 100 SUDs。）

检查自我监控作业

开始布置自我监控任务的时候，治疗师将同患者一起检查自我监控家庭作业。每次治疗初期的检查要向患者传达自我监控任务的重要性，还要传达认真对待分配任务的想法，并且在下次时要十分重视。检查自我监控的功课包括检查完成的自我监督表格，并且讨论患者关于触发器的描述和仪式的记录。这时再教导患者如何按照要求做自我监控。日常的自我监控检查可以解释为一个修正程序，旨在训练患者以一种有效的方式监测其症状。你对自我监控功课的忽视可能也会导致患者对功课同样的忽视。伴随着对自我监督的每日检查，同时讨论他们自己的症状，特别是违反禁止仪式。

第十一章
治疗计划：社会支持

虽然没有什么关于社会对强迫症的形成、维持和减轻的贡献的科学知识，临床经验确实表明，社会因素在形成治疗计划中是很重要的考虑因素。有两个一般性问题可以考虑：（1）强迫症的社会环境中的回避和仪式的历史合作模式；（2）患者社会环境中的人际冲突。

合作模式

第一个问题就是社会环境是如何使患者适应于强迫症的。普通的方式就是家人和朋友对强迫关注的反应，他们也采取了患者用来应付强迫痛苦的回避和仪式。例如，一个关注污染的男性患者可能会坚持要妻子和孩子在地下室换衣服，然后再进入房子，或拒绝让孩子们的朋友进入房子，因为他们没有参与回避和仪式的模式。这种合作是患者自己的回避和仪式的延伸，必须在日程表上中止，这要与患者自己的暴露和仪式阻止的日程安排相一致。

询问患者是否有这种合作发生。如果有，安排一次与患者相关的重要人物的见面，以协调撤销与患者的这一协作，并把这作为暴露练习的一部分。这种撤销对一些朋友和家人成员可能很难，他们可能会继续在不安的情况下保护患者。多年来对患者的特殊要求的适应可能已经形成了习惯，这种习惯很难减弱。以特殊练习训练家庭成员可能会有用。例如，丈夫已逐渐习惯了经过地下室再进入家，以及因为妻子的缘故，进门后立即脱下衣服并淋浴，治疗师应指导他通过前门进入家，并把大衣扔在沙发上。同样，家庭成员会发现自己持续表现了各种家庭活动，他们已经把这看做自己的责任，因为患者希望避开害怕的环境。也因为这种熟悉的模式可能会妨碍治疗的进展，你应该从患者和家庭成员那里询问这种习惯，同时规定适当的替代行为，以使暴露最大化和尽量减少回避。

社会环境中回避和仪式的变化绝不能发生在患者面对与害怕相关的环境之前。否则，患者可能会认为你和家人密谋剥夺他对那些被视为高度危险的环境的控制。例如，假设一个家庭在治疗的第一天就突然中止所有避免污染的行为。特别是有家人坐在外面的草坪上，然后不换衣服再坐在沙发上。而患者尚未练习坐在草坪上或触摸狗屎（担心狗屎会出现在草坪上），而是到暴露练习的第二周才触摸狗屎。在这种情况下，家人行为的突然改变就违背了你与患者安排的暴露日程安排。这种违背行为可能会导致患者对你和家人的信任的丧失。这种失信可进而破坏患者遵守治疗计划的意愿。因此，你和家人的行为应预先商定，这样才不会出现任何意外。

如果因为你对其家人的指示而让患者觉得你背叛了他，他（或她）在治疗时很可能不会合作。为了排除这类问题，要求患者的朋友和家人禁止避免特殊的仪式的同时，也要告诉患者和家人匹配的重要性，要使患者的暴露日程安排与家人接受不回避模式的日程表相匹配。在会见患者、患者的朋友和家人的时候，你可以解释必须做的事情的理由，患者可以从朋友或家庭成员那里征求在回避和仪式上拒绝合作的协议。因此，家庭同意不改变回避或与回避类似的东西，直到患者明确要求才去做。每日都要询问患者已经指示家人放弃了何种回避或仪式。

有时候，朋友或家庭成员都有自己迷信的东西，这种迷信加强了患者的强迫模式。如果一个家庭行为的迷信模式在一定程度上与患者的强迫症状是独立发展的，这种情况就比较困难。例如，如果患者与其他重要的人物都关注污染物，虽然分裂程度比较低，但在面对一些暴露练习的时候可能会遇到反对者。特别是当情境中有强大的文化支持仪式行为，且与患者的强迫症有关时，如在宗教仪式中的饮食规则，这种情境是很困难的。例如，一个遵守不能在食物中混合牛奶和肉类规则的犹太人患者花了几个小时擦拭厨房的柜台桌面。虽然她的家庭成员也信教，但他们也认为她的行为非常夸张。在这种情况下，如果与患者信任的牧师讨论，可能对设计暴露练习会有帮助，患者和她的家人也可以虔诚地接受。

人际冲突

第二个问题，解决发生在认知行为疗法程序的过程中的人际冲突，也是很重要的。暴露疗法中的干扰，包括在治疗时分心，意志消沉，甚至强迫症症状加重，都可能来自与朋友和家人的冲突。

因为家庭成员往往在强迫症患者的周围有一种长期的强大影响，在治疗期间这种影响会经常出现在家庭成员之间的相互交往中，它可以分散患者在随后治疗中的注意力。提醒患者和有兴趣的家庭成员或朋友尽量减少这种干扰，这对你来说是很重要的。由于患者的强迫症症状，别人在接近患者时会感到害怕、受挫或生气。有时，家庭成员会因为将要从这种艰难中解脱出来而非常激动。或者，对患者健康的热切承诺会使得一些家庭成员反而达不到控制的目的。要保持对这些进程的警觉性，并对他们的表现进行适当的干预，这有助于避免进程中的人际障碍。

因为朋友和家庭成员往往对强迫症患者的症状经历了长期的沮丧，所以一些人过于急切地渴望出现症状的顺利改善（“像时钟一样”），并期望治疗能够彻底消除所有强迫症症状。如果这些期望没有实现就会产生失望和愤怒的情绪。你必须让其他人准备好接受在暴露治疗中出现进展不顺利的情况。让他们知道，暴露时偶尔出现强烈的焦虑反应是预料之中的事，但这并不表示失败，对这些可能发生的事情持一颗平常心可以鼓励患者。此外，你应告诉患者和其他重要的人治疗是不可能完全消除症状的。我们的目标是降低症状的严重性，达到让患者大大减少痛苦并提高一般功能的程度。不搞清楚这一点就会导致失望和沮丧。

重要的他人对患者或对治疗在道德上的误解是破坏性人际

冲突的另一个潜在来源。有些人认为，强迫症的症状是患者操纵他（或她）的环境的简单的方法，患者在没有努力、没有困难或没有任何人帮助的情况下能够阻止回避和仪式化。另一种人际冲突的潜在来源是不断的消极判断。这两种态度，都可能会使患者的情绪极其低落，应该预料到并处理它们对治疗的潜在危害。如果这些具有潜在破坏性的态度不能轻易地屈服于指南，可以考虑另一方法，即让患者在治疗过程中，减少与有问题的他人的社会交往。

临床观察表明，各种紧张性刺激，包括人际冲突，都能使强迫症症状恶化。因此，一种类型的社会支持就是在认知行为疗法的过程中尽量减少人际冲突。这种支持的一种形式是严格避免讨论那些通常会引起冲突的话题。例如，如果政治讨论通常以愤怒的争吵结束，那么这种讨论应推迟到治疗结束后进行。对财务状况、孩子、家庭责任、姻亲等的讨论也最好搁置到治疗结束后进行。如果着眼于日常的人际问题而分散了患者对治疗中重要任务的注意力，其疗效可能会受到损害。因此，必须对某种类型的社会支持解释得十分具体，以便在集中治疗期系统地、最大限度地减少人际冲突。

第十二章
回顾计划：阐述协议

治疗计划的产生通常需要数次讨论并且花费4～6个小时。在这期间，详细评估、治疗计划和劝说混在一起，并相互作用。一旦计划好了治疗的各个方面，而患者也理解了其必要性，我们就要对患者重申治疗计划，以突出重要的细节。患者对该治疗计划的不断重复及明确的赞成可以加强其对该计划的承诺。

下面的例子为患者概括并阐述了这种治疗方法。

> 到目前为止，我们已经花费时间详细叙述了你的强迫观念和强迫行为的细节，这样我们双方都知道它们具体是什么。我们还讨论了强迫症的本质以及行为疗法应该如何发挥作用。此外，我们已经制订了一个暴露和阻止仪式化的具体计划，稍后你就会接触到。现在，我与你回顾一下这些东西，以便我们都能清楚你的目标以及你怎样来实现这些目标。
>
> 你的强迫观念是……（列举主要困扰）你已经可以通过做仪式（列举主要的仪式行为）和回避（列举主要的回避行为）来对付强迫观念引发的强迫入侵这样的痛苦了。只是你用仪式和回避来对付强迫观念的方式并不顺利。事实上，从长远来看，回避和仪式加重了你现在的麻烦，因为对强迫观念而言，这是一个大负担，并且实际上它们加强而不是削弱了强迫观念。
>
> 你不能靠自己的力量来摆脱强迫症。我的目标是帮助你消除仪式和回避，并大大降低强迫观念的频率、持续性和强迫观念的痛苦。我会教你怎样去实现这些目标，帮助你制订一个有效的练习计划，并指导你正确地做这些练习。

我教你的技术是很有用的，但前提是正确地使用它们。许多人在经过了一个疗程的暴露和仪式阻止治疗后，强迫症症状有了根本的改善。我知道怎样去帮助人们正确地做这些练习，我将成为你的教练。如果你按照我的指示努力勤奋地做练习，就可能达到你想要的结果。如果你拒绝我的指导，而将你的精力花费在争论什么需要去做和什么不需要去做上，拒绝做某些练习，"应付"你的功课，或干脆部分不做或全部不做，用这个程序很可能不会改善你的症状。如果你不能尽你最大的努力去做规定的练习，我们最好不要开始这个练习，因为这个计划对你不会有效。在你的计划里有两个重要的因素。

首先，你将系统地面对引起你强迫观念的东西，尽管这会使你痛苦。你体验到的痛苦是一个重要的指示器，它表明你做的是有用的练习。当你第一次做一个暴露练习时，如果没有体验到任何痛苦，那就表示要么是这个练习有问题，要么是你做这个练习的方式有问题。我们已经制定了一个在治疗中你将面对的情境清单。你将从你定为适当困难的情境开始，直到在计划的某一天去面对最困难的情境（指定这一天，通常是15天集中暴露阶段的第6天）。你要待在每一种情境中，直到你的痛苦明显减少，并且你会期盼那种情境的发生。随着你日复一日地面对这种情境，它对你的烦扰将会减少，直到最后它几乎不再烦扰你了。当你开始习惯清单上每一种情境时，你就要添加一个新的情境来面对，同时还要继续做已经做过的暴露练习。这是你将面对的情形情境的清单，我们已经为你计划好了做这些练习的顺序（按困难递增的顺序读出这些项目）。在……（指定哪天）为你安排了……（指定最困难的项目）。在治疗期之外，你每天都要做家庭作业，即要做你在治疗期间的暴露练习。在这个治疗程序中，你每天要花费几小时整理家庭作业。在我们不能见面的那几天，你仍要做暴露的家庭作业。没有你可以选择回到回避和仪式化的旧习惯的"休假"。

你的治疗程序中的第二个重要部分是停止仪式化。这意味着在程序开始的第一天你就要同意完全地停止一切仪式化。与你将接受的暴露练习的渐进方式不同，你在开始时就要尽最大的努力一下子停止所有的仪式化，可以说是“完全突然停止”。这意味着你将停止……（列举主要仪式）以及任何轻微的仪式。如果你继续仪式化，就会削弱你暴露练习的效果，那么你之前在暴露疗法中所承受的痛苦就没有意义了。暴露疗法之后，如果你继续仪式化，那么之前的暴露疗法就归为零。如果治疗后你继续仪式化而不再进行暴露练习，那么你做暴露练习也就没有意义了。

我希望你抵抗住即使很强烈的仪式化冲动。如果你担心自己会屈服，请在强迫性行为发生之前，立即联系我或其他支持者，这样我们可以帮助你抵制这种冲动。偶尔，人会犯错误，在没有考虑的情况下就进行了仪式化，因为仪式化已经是一个自动的习惯。如果你仪式化的习惯非常牢固以致无法抗拒，你应立即在自我监督表格上记录下发生了什么，以便我们能够讨论如何更好地帮你抵御这种冲动。不要等到一天结束或者甚至要来治疗时才记录这件事情，因为你可能不会清楚地记得发生的事情。在自我监督表格上记录完自己的仪式后，你应该立即再次把自己暴露在引起你仪式化的那个情境或想法中，但不要有仪式化的行为。

在治疗过程中，为了使暴露达到最大效果，别人正常情况下能做的事情，可能不允许你去做，比如清洗（或检查）。例如，大多数人能……（给出一些患者强迫性行为的例子，如每天淋浴）但是你就不能这样做。这是因为控制与强迫症相关联的行为是削弱你强迫症行为模式的有效方式。

在治疗期间，家人或朋友能与你在一起并支持你是很重要的（如果社会支持系统已经安排好了）。在治疗的开始时我会跟他们谈话，或在治疗过程中，偶尔我也会与他们沟通，教他们怎样去帮助你，并向他们解释一些他们不能做的事情。在支持中的两个关键因素是：第一，他们不能在你回避和仪式化时与你合作；第二，在治疗期间，他们应该尽量减少与你的人际冲突。

我的工作是做一个教练，而不是做一个警卫或父母。

我绝对不会强迫你做此项目中的任何部分，不会用任何暴露情境来吓唬你。我已经很了解你的强迫症状了，因此我不会在不经意间就把你暴露在你害怕的情境中。不幸的是，有时确实会发生这种事，但如果发生了那就是意外。如果你犯错或在做某些练习时失败了，我会试着找到更好地帮助你的方法。

如果因为怕在失败的时候被我责备而不敢告诉我，那就不能最大限度地实现我的指导价值。请注意，当你开始觉得害怕我，那么请告诉我。除了你的强迫症问题以外，你最不用担心的就是你的治疗师。如果你不愿意遵循这个程序，我们可以开诚布公地讨论这个问题，甚至结束治疗，而不是继续相互反对。你应该跟我一起努力攻克强迫症，而不是跟强迫症一起来对付我。如果你发现在保护自己的强迫症状，就应该考虑结束治疗了。

下面总结一下我说过的话。在暴露治疗期间，我会让你面对我们提前计划好的当天要面对的情境。当你不舒服的时候，我会尽最大努力支持你，并帮助你继续。你要自愿去做想象暴露和真实暴露，并且不能争论或试图拖延暴露。

你要按照我们的计划停止仪式化，如果你出现了不能克服的冲动，要在仪式化之前而不是之后联系我或你的监督者。你要做我交给你的家庭作业并且记录在表格里。你同意这个计划吗？

要回答患者关于这个治疗计划提出的所有问题。在达成协议之后才能继续下去。当患者再次确认了同意这个治疗计划时，就要安排治疗的日期和时间，或如果先前已经安排好了就要回顾这些内容。一个典型的门诊病人的集中治疗程序要进行 15 次治疗，每次 90～120 分钟，从星期一到星期五每天都要进行，连续进行三周。

第十三章
暴露开始：修订和同意

虽然暴露和仪式阻止这两个基本组成部分在整个治疗期间都存在，但是在治疗过程中治疗的着眼点却在不时变化。因此，在概念上将这个程序分为三部分是有用的：开始阶段、中间阶段和暴露疗法的结束阶段。在这一章中，我们描述核心暴露程序，特别侧重于暴露程序早期部分的特殊相关原理。

暴露阶段的目标

所有暴露阶段的主要目标，包括那些开始阶段的治疗（例如 15 次集中疗法的第 1 到 5 次），当然是让治疗师能生成故意引起强迫性痛苦的情境，让患者自发在每次治疗中减少痛苦和仪式化的冲动。此外，患者会认识到，痛苦的强度会随着连续的治疗而逐步下降。这些在暴露期间痛苦减少的进程被认为是治疗成功的标志。

揭示错误信念

通过这些治疗，患者会意识到支持强迫痛苦的某些想法是假的。例如，大多数的患者坚信如果不进行仪式化，强迫痛苦就会永远存在。在经历暴露后体验到的痛苦减少了的事实反驳了这个信念。如前所述，许多患者坚信如果不进行仪式化，在他们或其他人身上就会发生可怕的事情。系统而反复地暴露于那些被认为是预示着灾难的情境，使患者意识到他们这样的想法是错误的。

对治疗师和治疗程序建立信任

除此以外，在早期治疗阶段还有其他重要目标：（1）加强患者对你和治疗程序的信任，以使患者准备好在程序的中期阶段面对最困难的情境；（2）促使患者建立满意的治疗“工作习惯”，以完成剩余的治疗。实现这些后来的目标没有既定的公式，但临床观察可以产生一些潜在有益的启发。

正如之前在第七章中提到的，对你来说，加强患者在治疗中的信心就是你要表现出对这个治疗程序的信心，并能证明你运用这个治疗程序的能力。在治疗的评估和计划阶段，你表现出的关于强迫症的广博的知识、对患者的特殊症状的敏感度，以及对治疗程序的清晰思路都能帮助患者建立信心。然而，在暴露的开始阶段，其他因素也可能会发挥作用。最明显的因素就是，暴露的感受是否与最初向患者描述的非常相似？这个疗法是否像你所说的那样？暴露的感受会因为你的行为是否与你承诺的行为相一致而变色？你的实际表现是像一个专家教练，还是像一个强制性的警卫，或是像一位严厉的父亲或母亲呢？不幸的是，你会很容易地陷入并成为后面的一个角色。在明确承认患者的痛苦时，你必须保持坚定。

一致的重要性

对你来说，另一个潜在的重要因素就是一致性。保持概念上的一致性和人际上的强有力，但不僵化不专制，这需要艺术性。例如，如果你把某一个程序描述为治疗中必不可少的部分，而患者却选择不做这个程序，那么你就必须立即解决这一困难并坚持到底，直到你找到一个满意的解决方法。如果不这样做，就会导致程序混乱，让患者怀疑你的能力，并不再服从指导。另一方面，如果你规定的练习没有取得良好的效果，你也没有认真对待患者提出的关于这个练习的困难，而仅仅坚持认为必须完成这个计划，这样也可能会损害你的信誉以及你跟患者之间的关系。例如，患者可能会得出这样的推论，要么是你对患者感受的重要部分并没有真正了解，要么是你根本不关心患者。缺点——唠叨或呆板都可能损害到圆满完成治疗计划的前景。

改进计划

即使在经过多次评估和治疗之后，也很难确定患者强迫症体验的所有重要细节，也难以精确地预料到某一特定患者对给定练习的反应。因此，暴露程序的第一阶段应该是一种混合——继续按照计划好的日程进行练习，并随着治疗的开展，根据发现的东西继续评估和修改计划。这种辩证的理念在早期的暴露日程中，例如当你第一次观察患者在暴露期间的表现，以及培养患者提供越来越多的体验时，尤其重要。因此，你必须在取得患者同意的情况下，取得约定的治疗计划和治疗进行中中途修订计划这两者的基本一致。

下面是关于如何制订最好计划的例子，这些属于对早期关于阐述一致性和灵活性之间的平衡的修订本。假定一个患者在制订该治疗程序时，认为触摸办公室地板的难度适中，并把SUDs评定为55分。当在第一次暴露中面对这种练习时，患者认为它比预期的容易，给这个练习的实际SUDs评级是35分，而在5分钟内就下降到10分。是否仍要按计划继续进行完整的90分钟的触摸地板的暴露练习呢？而之所以这样做仅仅是因为这是商定的日程安排。

这个发现需要在程序中有所修改。如果调查表明患者没有做任何微妙的回避或仪式去破坏这个练习，你可以对日程表上的低于预期的困难的项目发表评论，并且可以建议修改预定的项目使其挑战性更大一点（并且会因此更富有成效），或直接进入清单上的下一个项目。在这种情况下，大多数患者会欣然同意这种对日程表的轻微改动，那么剩余的时间就可以用在接下来的项目上了。下一步可行的工作就可以是让在患者触摸了地板后再用手摸衣服或脸。如果这项工作没有引起比单纯触摸地面更大的痛苦，就选择或发展另一种情境。

一次典型的暴露

这部分提供了一次典型暴露治疗的例子，包括想象暴露和真实暴露及家庭作业。

首先，根据患者前一次安排的家庭作业了解患者的感受和进展。理想的情况下，在每次两小时的治疗时间内，前20分钟完成功课的讨论，剩下的两个45分钟（即90分钟）是暴露时间，最后的10分钟用于回顾这次治疗及安排家庭暴露练习。当你仔细思考过以前所有的功课后，就转入暴露练习。提醒患者安排当天要练习的内容，并描述他（或她）将要做的事情。

想象暴露

如果安排了想象暴露，那么应该在这次治疗的早期开始这个练习。在想象暴露期间，患者安静地坐在舒适的椅子上。伴随着下面的指导语开始练习。

> 今天你要想象着……（描述场面）闭上你的眼睛，这样你在想象的时候就不会分散注意力。请尽可能生动地想象这个情境。为了达到练习的目的，一个生动的画面就是你经历的情境，就像现在真的发生在你身上一样。如果在你的头脑中只是捕捉到了情境中一个清晰的画面，而在这个想象过程中没有涉及情绪上的感觉，那么这个练习对你来说就没有多大用处。当你想象这种情境时，你要完全投入到这种情境中，四下观望，看一看，听一听，并感觉一下正在发生的事情，就好像它现在是实际发生的一样。
>
> 因为这个情境有些令人不愉快的方面，在想象中你很可能会感到有些痛苦。为了让这种想象练习对你有帮助，当你在想象过程中感到痛苦时，你要继续想象处在这种情境下，并且不能做任何事情来减少这种痛苦，如改变想象中的行为或者在想象中做仪式动作，这一点很重要。
>
> 有时候，我会要你在0到100之间给你的痛苦评分，这是我们讨论过的。有时我也会让你在0到100之间给你

想象中画面的生动性评分，0 表示你没有想象到任何画面，而 100 则表示“这种情境就像真的正在发生一样”。当你给出你的评分结果时，请你很快地回答并要继续待在想象的情境中。

在这次治疗中，把叙述的内容用录音机录下来，把磁带给患者，让患者在做家庭作业中的想象练习时使用。然后，用 5 分钟的时间描述即将想象的情境，并要求患者给出一个评分等级。继续进行这个过程大约需 45 分钟，或者直到在 SUDs 评级中分数有明显的降低。

将第一次暴露当作是教给患者要做什么的机会。大部分患者从未做过这样的练习，而且许多人需要大量的指导和“塑造”。因此，特别是在暴露的早期，要弄清患者在做些什么并提供适当的指导是很重要的。一个获得关于想象的信息的明显途径就是从患者对痛苦和生动性的评分中获得。另一种方法是在暴露练习后询问有关想象的情况。如果患者一点儿也没有变得痛苦，你就应该终止这种练习和询问。

另一种评估想象暴露质量的方法是让患者在想象过程中大声地描述这种情境，而不是让患者在你读一段叙述语言时静静地想象。患者也可以先静静地想象 5 分钟，然后再大声地描述这种想象 5 分钟。这种方法可以达成你评估患者的想象和你所读的描述之间的一致性。对于一些患者来说，大声描述想象会使他分心，从而也减少了生动性。对于其他人来说，大声描述想象可以帮助他们把精力集中在想象上，从而增强了生动性。对一些患者来说，持续不断的叙事是一种注意力转移，一旦你“设置”了场景，最好让他们默默地进行想象。根据患者的反应，你可以让患者把默默想象逐步变成大声描述。

在想象练习期间，评价患者的作用，并修改计划脚本的内容或者想象流程的细节，这样可以发现成功和不成功的练习之间的不同。即使在集中治疗计划期间做了大量工作，然而也很难准确地预测哪些内容和程序最适合于某一具体患者，并且，继续使用一个老套的程序并臆断它对一切都是有效的，那是错误的。现有证据表明，想象暴露只有在它能够引起痛苦并且这种痛苦在暴露练习期间能够下降时才是有效的。你的任务是为患者加工能够实现这些过程的想象练习。

如果发现这个想象的方法不能触发强迫性痛苦，或这种痛苦在暴露期间没有减少，那就要停止计划好的想象项目，并花时间去弄清楚它们。不要死板地去遵循那些预先计划好的、指导性的却似乎并没有什么帮助的程序。因此，你必须坚定地运用理论指导想象暴露，但是也要在实践的时候注意灵活性。因为对暴露过程有一个良好的第一印象能够促使患者继续进行治疗，所以要在暴露治疗的开始阶段及时发现和纠正练习中的问题，这是重中之重。如果你继续推进一个失败的练习，你可能会直接把患者逼出这个治疗。要么你会表现得不称职和丧失信誉，要么患者会有一种失败的不好感觉，并将放弃治疗。

在完成想象暴露练习之后，继续进行今天计划好的真实暴露练习，这部分暴露需要 45 分钟。

真实暴露

对清洗者的指导

伴随着下面的指导语开始进行真实暴露。

> 今天，你将面对……（具体项目）你可以从用你的手指触摸它开始，只是在开始的时候用手指，但随后你就要用整个手而不只是用手指触摸它，然后用它去触碰你的脸、头发和衣服，这样你身体的所有部分都没有避免被玷污。接着，在剩下的时间里，你就要坐下来并握着它，还要不时用它去触碰你的脸、头发和衣服。我知道这很可能会让你感到痛苦，但你要记住痛苦就表明这个练习是有用的，而且如果你坚持下去，这种焦虑最终就会减少。我也希望你记住在练习之后不要冲洗或清洗。我很抱歉，这种治疗会是痛苦的，但它确实是一个非常有效的治疗方法。这种疗法能让人从强迫症症状中得到缓解，对做过这种练习的大多数人来说是有价值的。随着时间的推移，你就可以感到练习变得越来越容易。好了，现在它就在这儿，过去触摸它吧。

呈现项目并让患者去触摸它，询问患者的感受，并要患者估计痛苦等级（SUDs 等级）。如果这个项目是一个情境而不是一个物体，和患者一起接近这种情境并要求他（或她）进入其中。

在患者面对了这个项目并且痛苦明显减轻之后，帮助患者制订详细的暴露计划。例如，用脏手去摸脸、头发和衣服。让患者在这次治疗中保持与脏东西接触。在45分钟的暴露时间内频繁重复（例如每5分钟一次）去触摸脸、头发，等等，直到重点转移到新的暴露项目上。如果一个新的项目在这次治疗的早期只能引起患者最低程度的痛苦，即使已经很详细地制订了这个暴露项目，你也可以进入清单上的下一个项目。然而，如果这是在治疗的后期，就不能进入下一个更困难的项目，因为在这次治疗时间内患者没有足够的时间去适应这种恐惧。治疗结束后，患者会对刚面对过的项目感到非常痛苦，可能会放弃这个阶段的治疗或使用仪式以减少这种痛苦。

对检查者的暴露

对检查者来说，暴露项目比触摸一些不相关的物体更复杂。他们的痛苦和想要检查的冲动通常是由某些情境所引起的，在这些情境中他们感觉到某些注意或因疏忽导致的有害行为是危险的。这包括一系列大量的情境，如驾驶汽车时（撞到某人），使用各种家电时（引起火灾、触电），拿着利器时（切、刺伤），关门时（挤碎、没上锁就离开），烹饪时（中毒、异物），写作和说话时（出现不合意的词语、错误），或阅读时（错误）。因此，暴露指导语必须与患者要面对的每类情况相适应。

下面的例子阐述了对某类患者的指导语，这些患者要面对各种引起他们强迫痛苦和检查冲动的情境。

> 今天，你的任务是写出你用来偿还每月账单的支票，而且在写完后不能进行检查，而仅仅是把它们装进信封，然后立刻寄出去，在做完这些事后你不能检查，一次都不行。然后，我们会以同样的方式继续（指出练习内容，例如，在不看后视镜的情况下驾车行驶在一条崎岖的路上）。

请注意，让一个检查者达到长期持续的暴露并不像害怕被不相干的物体玷污那样简单。如果患者把污染物放在手边并不时地关注它，就达到长期暴露的目的了。然而，检查情境一般正是他们本性的缩影。寄几封信实际上只能花费一点时间就完成了，锁门或关闭水龙头只需几秒钟，并不需要进行更多的活动。

如果检查者处在一个检查的情境中很长时间，就会因为提供无意识的或不明显的检查机会而破坏这个练习的目的。通常情况下，只不过长时间地停留在这种情况中，同时没有发生伤害（尚未发生），实际上就存在着检查，这严重损害了暴露练习。只有患者在尚未检查的情况下离开这种情境，才会完全触发强迫性痛苦。因此，要对检查者使用一些延长暴露的方法。首先，一次治疗通常包括一些患者可以迅速进入和迅速离开的暴露情境，并且在一个连续的时间内难以回到这种情境中。第二，你要反复地提醒患者，在暴露练习中发生的危险已经在那次治疗中结束了。这种连续的提醒能够在你们没有回到那些情境中的前提下，有效地延长暴露时间。第三，如果被委托或被忽略的恐惧行为实际上是低风险的，这种行为可以作为暴露练习故意表现出来。

下面是一些刻意的低风险行为的例子，阐述了一般技术，你可以用于一些检查者。一个担心烤箱出问题的人可以不停地打开烤箱，然后离开这个房子一段短暂的时间，比如一个小时。现代的烤箱设计得足够安全，并且配备了定时器，这样用户就可以在没有检查的情况下花几个小时的时间来烘烤一个东西。

同样，一个担心在离开时灯或其他电器还开着的患者，可以在很长时间内都没有监测的情况下安全地离开某些电器，如收音机、电视和灯。当主人离开家时，这些电器可以通过定时器按程序安全运行。一个担心破碎的玻璃掉到洗碗机底部的人，可以在洗碗机的底部放置一个打破的盘子，然后再洗一堆盘子。一个担心写错支票的人，可以故意在某个信封上漏掉收款人名字或自己的签名。一个担心在谈话时犯错误的人，可以故意“说错”而不纠正错误。更笼统地说，害怕自己的表现有缺点的人，可以在一个设计好的暴露过程中，故意在每个动作中添加一个较小的“瑕疵”。这些只是几个刻意的低风险活动的例子，这可以为检查者构建有用的暴露练习。

家庭作业指导语

在每次治疗结束时，要布置家庭作业，通常包括暴露练习、禁止仪式和自我监测。按照下面的指导语布置功课。

正如我们讨论过的，你的家庭作业就是在家里练习我们这次做的练习。也就是说你要把自己暴露于……和……中，就像我们今天在这次治疗中所做的那样。我们做了想象暴露和实际暴露两个练习，这两个练习你都要在家里做。同时，在结束这次治疗后，你不能做任何仪式。这也是你家庭作业中非常重要的一部分。

对于你的想象练习，你应该尽力做得就像在这里跟我一起时想象的那样。你可以使用今天我们在想象练习中做的磁带来给自己定时，并使自己把精力集中在想象上。记住你的任务是想象，而不仅仅是听磁带。这意味着你必须找一个安静的地方，不受任何干扰，集中精力想象。如果在你开车回家、吃饭或其他时候听磁带，那就不要指望练习会发挥作用。在做家庭作业时，你必须专心去想象这种情境，就像是真的一样。你必须让自己的情绪伴随着这个想象，当你感到痛苦时也要继续坚持下去。如果你没有感到痛苦，这次想象练习可能就没有太大帮助。一下子完成这个想象练习，不要中断。做这个大约要花费 45 分钟。如果你在想象期间感到不舒服，并且在 45 分钟内这种痛苦没有减少，你可以尝试继续想象，直至痛苦有了明显减少，直到进入下一个 45 分钟。

对于你的实际（体内）暴露部分，你应该在家里重复我们这次治疗在这里做的内容。也就是说要进行长时间的暴露，并且不能做任何仪式。一个有用的准则是，每一种情境应做大约一小时，或者直到你注意到痛苦明显减少。如果你还没有感到痛苦的减轻就离开这个情境，那么你面对这种情境就是毫无用处的。你经历的这种情况是……（指明情境）如果你对家庭作业有任何问题或意见，你可以在这里做一个简短的笔记，这样可以提醒你和我一起讨论。你还有什么问题吗？

第十四章

中期暴露：从望而生畏到纸老虎

第二阶段或中期阶段的暴露治疗需要患者面对最困难的局面。正是在这一部分，通常会体验到最激动人心的对恐惧的减少。也是在这个中期阶段，患者很可能会回避预定的暴露练习（当然，这种阻抗可能会在治疗的初期出现，但在最痛苦的暴露练习时更有可能出现）。当患者意识到最困难的项目就在长期暴露清单上时，在没有仪式化的情况下，这些项目就会失去引起强迫性痛苦的能力。要想暴露治疗取得成功，迟早都要进行这种面对，并且在暴露练习顺序上的早期进行更有优势。

在早期面对这种最痛苦的情境，其中一个明显的优势就是你将有充裕的时间来帮助患者面对这些情境。你可能想要把最困难的挑战推迟到最后几天的治疗，默许这种想法，就是鼓励胆小的患者根本不去面对这种情境。然而，在接近这种恐惧情境的过程中，这种与患者一起尽可能长时间拖延的倾向，可能会适得其反。首先，这种拖延阻碍了利用充裕的时间来练习面对最困难情境的机会。第二，把最困难的暴露安排在治疗结束的时候，似乎证实了患者的看法，即恐惧的情境包含了实际的威胁。第三，推迟引入最害怕的情境支持了一种回避模式，这种模式是患者在进入治疗之前一直保持的。

对一些患者来说，克服最痛苦的情境不足为奇，而对其他人来说，克服这些情境却相当困难。对大多数强迫症患者来说，这部分的治疗是最困难并且最需要智慧的一部分。

在本章中，我们提出了一些介绍暴露及解决潜在问题的建议。

介绍最困难的暴露

许多患者表示会表现出对预料中的困难的暴露的关心或反对。要指出对患者来说，保持一颗平常心有助于他面对这种困难的情境。承认这种痛苦，并指出，这在那些在治疗中发展到这个程度的强迫症患者中是很普遍的。与此同时，要指出，不允许回避暴露练习，这种回避会损害治疗。你们的讨论应包括三个主要的说服成分。第一，这对患者摆脱强迫症症状是极为重要的。第二，如果患者希望通过这种特殊治疗获得解脱，他（或她）必须做的只有练习。第三，克服强迫症有赖于患者选择去勇敢地面对最害怕的物体。

帮助患者的策略

日程安排

根据日程安排，一个可以帮助患者面对他们最害怕的情境的策略是，把预先安排的暴露任务和坚持治疗开始时的日程安排结合起来。早在治疗规划阶段，你和患者就已经达成了要面对的项目以及什么时间面对的一致意见。明确阐明面对最困难的项目的预定日期，形成了必须按日程完成任务的期望。明确指出如果要使治疗顺利进行，希望并要求患者遵守日程安排。把患者的拖延解释成是一种形式的逃避，而且因此也解释为对强迫症模式的一种持续。

鼓励

如果对一个已计划好的暴露畏缩或企图减轻暴露的强度，承认这种痛苦并询问迟疑的原因，并鼓励他（或她）继续下去。如果这种方法失败了，温和地向患者提醒治疗协议。例如：

我很抱歉看到你在选择这样做的时候有困难，希望你记得面对这种即使是非常痛苦的情境是很重要的。如果你想从这个治疗中获得解脱，你必须做这个练习。我能理解你的感受。根据我治疗其他强迫症患者的经验，我相信你能够选择去面对这个情境，而且痛苦也会减少。当你做练习的时候我会在这里陪着你，我们也可以讨论你的感受。重要的是不要推迟这个练习，因为这可能会干扰你摆脱强迫症症状的进展。这是我们商定的下一步的做法，我还会为你提供一个帮不上忙的建议，这对你的进步不是必须的。另一方面，它确实是你自己的选择，我并不想试图迫使你做你不愿意做的事。我想要找到一种能帮你面对这个情境的方法，而不是让你去选择没有进展。我能做什么来鼓励你尝试着去做呢？

勇气

有时对勇气的解释可以帮助患者相信应该不惜一切代价避免恐惧。在面对恐惧时有必要描述勇气。因此，没有恐惧就不会有勇气。举几个需要勇敢行为的情境的例子，并把暴露练习描绘成一种勇气练习。在这种方式下，你要承认患者在面对暴露项目时体验到的预期恐惧，而不是把这种恐惧打折，但无论如何都要保持面对该项目的必要性，因为这种选择的后果是很重要的。

冒险

对很多患者来说，讨论可能的风险可以鼓励他们去面对引发强迫恐惧的情况。在患者要求绝对的安全保障的情况下，这种讨论尤其常与非传统的认识论有关，这种认识论认为危险是因为缺少安全的证据而不承认，反之亦然。让患者把冒小风险看做理所当然的事，并讨论一下这种看法的重要性，还要跟患者讨论为了寻求绝对的安全是否需要以筋疲力尽为代价。有时候采用类比的方法，如下面的例子，可以帮助患者了解冒险的必要性。

假定你是一个农民，担心附近的一条河会发大水，因为大水会损害你的庄稼从而给你造成经济损失。为了安全起见，你花了两个月的时间在那条河与你的田地之间挖了个沟渠，这样河水就会流入沟渠并且在你田地的周围流动。但你仍然认为你的田地不是绝对安全的，即使你还没有种植任何作物，因为你一直在忙着挖沟渠。你决定在沟渠和田地之间建一堵墙以防万一水溢出水沟。为了修这堵墙，你花了三个月的时间并花掉了大部分的储蓄。你仍然觉得不安全，所以你决定在墙的另一边再挖一个沟渠，再建一堵墙，并在中间安装水泵，以防水漫过第一堵墙。在你建好所有的屏障以后，作物生长的季节都已经过去了，可你还没有种植任何作物。这时你已经不能偿还债务了，而且你还没了收成。

问题的关键是，即使有发大水的危险，那你也为保护自己付出了代价。有时候人们花了比他们能负担得起的更多的钱，而且这也偏离了原来的目的。如果你坚持采取一切可能的措施来获得绝对的安全，你就没法去做其他的事情，这是个极高的代价。大多数人选择去接受小风险，因为这样做比消除所有的风险更切合实际。面对害怕的情境涉及非常小的危险，我们认为这些情境一般都是安全的。然而，他们并不是绝对安全的，没有绝对的安全保障。除非你准备好了去接受持续的强迫性痛苦、回避和仪式的代价，否则你必须要去承受暴露练习中那些小的风险。

纸老虎的隐喻

有一个帮助患者面对最痛苦情境的有用方法，即使用纸老虎隐喻。纸老虎看起来是一个可怕的野兽，表面看起来十分危险，并且如果不触摸就不知道是否有危险。如果触摸它就会崩塌，不再存在了。只要患者拖延面对最痛苦的情境的时间，这些情境就会保持其引起恐惧的力量。只有通过面对纸老虎，患者才会知道它是没有危险的。

治疗师的态度

重要的是，你不能因为患者在暴露时遇到的困难而感到威胁。如果你确实感觉到害怕而且还变得焦虑或愤怒，患者可能会觉察到你的反应，并会在必要的任务上分心。

如果你没有习惯治疗期间产生的强烈的焦虑，可能会为了减少患者及自己的焦虑而违背治疗计划。患者可能推论治疗计划是不规范的，并会失去对你能力的信任。患者还可能会以暴露任务的确很难、有风险和不能安全地去面对这些证据来解释你的态度。要么患者会认为，痛苦确实是要不惜一切代价去逃避的，即使以维持强迫症症状为代价。在你身上的这些矛盾肯定会对这个疗法造成危害。

如果你不习惯暴露治疗，可能不会意识到勇气的含义，可能就不考虑患者对预期的暴露练习的焦虑的强烈程度，因为你感觉到的威胁很明显是非常不切实际的。如果你变得沮丧或愤怒，患者可能会认为你没有真正理解他（或她）的感受，还会对你和这个治疗方法失去信心。如果你对患者在面对紧张性恐惧的挑战时勇敢的表现始终表现出理解和尊重，那么当患者对一个无害的情境表现出强烈的逃避倾向时，你就不容易变得生气了。

不要与患者争论在治疗过程中患者要做什么和不必做什么。你们都要遵守在治疗开始时达成的协议。如果你试图迫使患者去面对恐惧的情境，也可能会感到威胁，并有一种恐惧或者愤怒的感觉。

你也许会企图理性地与进展缓慢的患者讨论有关暴露任务的内在风险。我们的经验是，这种争辩并不会发挥很好的作用。大多数的患者在过去都经受过大量这样的讨论，而这种争论并没有动摇强迫症。明确地告诉患者你不会继续进行这些争论，因为强迫症的本质表明这些争论没有任何帮助。患者通常会很容易地认识到这一主张的正确性。相反，提醒患者进行暴露练习对强迫症大有帮助，这样做就更有成效了。

正如我们前面提到的，在面对最困难的项目之前，患者有时候会要求得到安全的保证。通过理性的分析风险而满足他的这种要求，这就等于陷入了刚刚讨论过的那种争论中。相反，需要指出的是，虽然这种情境的风险很低，但没有绝对的安全保证，而且，如果坚持得到一个保证，会给克服治疗强迫症带来一个很大的麻烦。同时，要向患者解释给低风险的情境一个机会的重要性。提供一些在没有保证的前提下，患者面对低风险的情境的例子，并暗示患者，强迫症的部分问题就是对害怕的情境做出例外表现。也就是说，患者只有在面对那些特定级别的情境之前才会要求确定性。

对计划好的暴露的取舍

中止治疗

如果患者仍然拒绝做这样的练习，你可以主动提出中止治疗的选择。需要指出的是，这一选择本身就可能对患者造成威胁，但与患者进行长时间的斗争比起来，它更有吸引力，同时也比较尊重患者的选择。中止治疗之所以具有威胁性，是因为患者会感觉这（正确的）是一种失败，还会对获得解脱感到失望。然而，患者也会有一种因拒绝遭到处罚的感觉。如果你提出了停止治疗，只需要预料这些患者的潜在感觉，用明白易懂的语言道歉，患者就不会感到这是一种惩罚性的做法。

> 如果你真的决定不再做这个练习了，那么我们就应该停止这个治疗，等你决定自己又想做的时候重新开始。当然，我会帮你找到一种做这种练习的方法。我很不愿意停止对你的治疗，但我不愿意为了强迫你做这个暴露练习而跟你起冲突。是不是我可以这样理解，你这是在告诉我你不愿意做这种练习了，可这种练习是用这种疗法获得解脱所必须要做的。我认为与你争论你必须做什么是没有任何用处的。我明白，这对你来说非常困难，并且我没有丝毫想要给你恩赐或惩罚你的意思，仅仅因为你不愿意忍受做这种暴露练习所带来的痛苦。

需要指出的是，典型的说明是在坚持继续进行暴露练习的重要性和尊重患者的感受及患者的选择权之间保持平衡。通过明确地阐述选择的重要性，而不是用与患者争吵的方式，尽力说服其选择继续治疗。在这种坚定的权威方式和专制下的俯就之间有微妙的区别，在这之间可能会产生相反的后果，需要尽量避免。

中级项目练习

如果在进行某个最痛苦的项目之前，患者一般都能遵从这个治疗计划，办法之一就是制定一个介于最后要完成的练习和阻碍了进展的练习之间的中等难度的练习。中级项目的进展可能会鼓励患者继续进行更困难的项目。然而，引入中级阶段时要倍加小心，因为对日程表的这种调整会显得认可了进一步的逃避。因此，引入中间步骤，仅仅是通过重新安排日期来帮助患者面对最困难情境的一种技术。

有几个因素支持引入中间项目，以及重新安排对抗的最困难项目的时间。首先，患者可能低估了计划项目中的痛苦，没有预料到在暴露中实际感受到的痛苦的严重性。第二，尽管患者服从了治疗计划，痛苦并没有像预料的那样减少。第三，患者遭受了来自外界的很大的情感困扰。

在治疗期间计划阶段，为了制定一个好的暴露日程表，尽管我们做了勤奋的努力，还是会发生对预定的项目做出错误判断的情况。患者有时也很难对一个规定的情境难度给出精确的估计，特别是在已经躲避这个情境很长时间，或者从来没有面对过某些特殊的目标情境的情况下。通常情况下，对日程表进行微小的调整以适应新的信息比较容易，但如果有大量的计划项目的难度都大于预期难度，那就必须要进行很大的改动。

有时，由于理解不恰当的原因，对于某个特定的患者或某一特定项目，暴露中恐惧的减少会一点一点地发生，而不是普遍地发生。正如我们前面提到的，一些证据表明严重抑郁症与暴露中缓慢的恐惧减少是相互联系的。有些不是明显抑郁的患者也减少得很慢。对于这些患者，你可能需要重新安排一些暴露项目的时间，使患者有机会在面对过的项目面前感到恐惧减少了。用一种平常的方式把这个重新制定的日程表呈现给患者。

与暴露无关的危机

有时在治疗过程中，患者会体验到强烈的恐惧或抑郁（典型的迹象有哭、身子不停地晃动、极度嗜睡等），这与他（或她）的暴露练习没有直接关系。例如，患者可能会因最近的某个事件［例如，配偶威胁患者，如果他的病情没有改善就离开他（或她）］而担心，担心面对未来的计划（例如自食其力、找工作），或因为其他担心而烦恼。如果患者表现出了这样的症状，进一步暴露是不可取的，因为患者可能无法充分地投入暴露刺激中，因此痛苦不可能减少。在这种情况下，就不能继续进行预定的暴露练习，相反，要鼓励患者谈论令他（或她）分心的情感反应的原因。只有在患者比较冷静的时候才能继续进行暴露练习。要根据患者的反应，推迟这个暴露练习直到下次治疗。

第十五章

结束暴露：主题和变量

在面对了最困难的情境，并且痛苦已经明显减少之后，就是认知行为治疗的第三阶段，也称为最后阶段。在此期间，治疗的重点从鼓励患者面对和克服最痛苦的情境转移到加强和扩大迄今为止已取得的成效和让患者准备独立维持他（或她）的收获上来。把面对最困难的项目安排在第三阶段之前的一个优势是可以有足够的治疗时间来扩展已经取得的成效。

重复和概化

或许在这个阶段最明显的课程就是继续重复先前的暴露练习，即一种过度学习的练习。然而可能更重要的是要对以前面对过的最困难的情境进行详细的说明，以致产生了泛化现象。因此，许多关于最具挑战性暴露任务的基本主题的变量占用了暴露序列的最后阶段。例如，一名患者的一个最令其不安的暴露练习与公共厕所有关，他进行了一个为期 15 天的集中治疗程序，反复地暴露在诊所的厕所中，在第 6 至 9 次治疗期间，他的痛苦等级由最初的 95 SUDs 减低到 25 SUDs。第 10 次到第 12 次可能就让患者坐在除诊所之外的马桶上，例如餐馆、购物中心和电影院的马桶上。通常情况下，这样的练习引起的痛苦比治疗前感受到的要少，但与坐在现已熟悉了的诊所马桶上比起来，感受到的痛苦要多。

像在一些案例中发生的那样，如果面对最困难的暴露情境是勉强进行的或主要在治疗师的诊室里进行，那么暴露顺序的最后阶段应该包括让患者走出去并在外部世界练习他所学的东西。例如，假设有一个患者，他担心与“不知道的”物质接触就会感染艾滋病病毒，如果在办公室里接触一点干的血渍已经变得相对舒服些了。那么，这个患者接下来就应该走出办公室，去面对那些曾经甚至现在仍然会感到痛苦的常规情境。在这一点上，与治疗之前进行的回避模式的评估尤其有关。这个患者可以参观一个图书馆的艾滋病专区并从中翻阅一些书籍，或许他可以在这个过程中受益。而参观一个男同性恋经常光顾的酒吧、餐馆或书店以及坐在一个为吸毒者开办的诊所的候诊室里对其可能具有挑战性。或者，让患者靠近一个流落街头无家可归的近期未曾洗过手的人，给其一点施舍并与其握手。这对扩展他在办公室所做的练习可能是有用的。患者的行为回避模式容易使自己参与到核心暴露练习的发展变化中来。

教授正常的行为模式

随着暴露的进行，在面对清单上最特殊项目时，一旦患者的痛苦明显减少了，那么就应该讨论并采用一个更一般的方法态度。要向患者解释强迫症有一个特点，即患者通常会采用回避和仪式化的方法以对痛苦的想法做出反应。这个特点必须被故意面对痛苦的情境的行为所取代，直到出现了自发的痛苦适应。因此，在暴露治疗的最后阶段，患者必须懂得在治疗过程中所做的特定系列的暴露任务是远远不够的。现在，患者必须把他（或她）学到的东西积极地运用到在日常生活中出现的更广泛的情境变量中。在暴露顺序的最后阶段，患者的基本暴露任务和接触对抗的发展变化为支持这个课程提供了一个平台。换句话说，患者开始学习怎样通过概化练习在治疗的最后阶段来归纳概括之前的行为经验。你不仅可以通过帮助患者发展暴露变量来促进这种学习，也可以通过用患者容易理解的语言来解释泛化的本质和重要性来促进这种学习。

后期暴露的另一个重点是讨论和发展正常行为。对于一些患者，他们仪式化的行为已经向某些行为妥协了很长时间，因而我们要教导他们是什么组成了一个实际日常规范。一旦进行了这些练习，就能在治疗的后期阶段形成习惯，并且能熟练地推延到治疗结束后的时间。

有一个例子可以说明这个问题：一个担心细菌感染的患者总是频繁洗手，他（或她）就因为洗手受伤了。在治疗的最初和中间阶段，患者被监督着禁止了任何清洗动作，并且只允许每 3 天淋浴一次，每次仅能淋浴 10 分钟。这个患者可能会感到在治疗的最后一天很难突然去掉对清洗的限制，尤其是在没有提前做好恢复正常洗澡的准备的情况下更困难。因此，在暴露治疗的最后阶段，你要教给患者怎样清洗以及在什么样的情况下清洗，并且让他（或她）把这种清洗作为治疗的一部分来练习。这个过程将有助于患者完成从完全禁止到满意的日常习惯的成功转变。

“正常”行为的规则

由于许多患者对判断情境是否属于强迫性焦虑有过长期的失败，他们无法作出实际有用的判断，因此你要帮助他们制定一些关于“正常”行为的规则。本书附录提供了两套指导实例，分别是针对清洗者和检查者的。这些规则可以衍生出大量关于前面问题情境的判断指导。例如，对一个为了要除掉灰尘和细菌每天都要洗 50 遍手的患者，就可以使用下列规则：只有手上有真正的泥土时才去洗手，也就是说，不需要经过仔细检查就能够看到、感觉到或者闻到手上有土。你必须和患者讨论这些规则的含义：饭前便后洗手并不是一个必须的惯例，除非手明显很脏才是必须要洗的。特定的规则取决于你对实际有用的判断以及患者接受规则的意愿。

把治疗结束后的行为规范概念化并作为正常行为的规则听起来很诱人，但这些规则并不一定是文化规范的反映。例如，一个过度担心会在浴室被污染的患者，在用完浴室后不去洗手方面做得很好，但这有点违背社会习俗。同样的，对某个宗教来说，当出现被禁止的想法时就要祈祷是一件很普通的事。但对一个因关注不能接受的想法而伴随着强迫性祈祷的人来说，让他放弃那个特定的宗教习惯或许会有帮助，这种帮助至少能够持续几个月的时间。正如一个不能喝酒的人可能会违背社会习俗，甚至在新年夜的派对上也不会喝酒一样。因此，如果让一个有着特殊强迫症经历的人遵循一些看起来违反传统习惯的规则，那他可能会从中受益。

患者可以积极帮助基本暴露主题变量的发展，还能帮助形成治疗结束后的行为规则，患者的这些贡献为保持治疗取得的成果做好了部分准备。下一章详细阐述了帮助患者准备好维持治疗成果的方法。

第十六章

预防复发：自我暴露

正如在第四章所提到的，对多数患者来说，暴露治疗对强迫症的效果是很长久的。然而，一些患者会失去一些在治疗中取得的成果，少数人又回到他们治疗前的水平。因此，应该把强化治疗效果这一保持过程纳入到治疗过程之中。本章介绍了一些已被证实的预防复发的程序：关于复发过程的教育、自我暴露的训练和转变生活方式的计划。

在讨论复发这个问题的开始，我们可以先解释有些人容易患上强迫症是因为这些人的易感体质，而且一定的紧张性刺激可以加重强迫症的症状。告诉患者偶尔的症状再现实际上是对紧张性刺激的反应，而不是症状的复发。同时要指导患者去思考偶尔再现的症状，并把这看做应用他（或她）在治疗中所学知识的机会，而不能当作是失败的象征。

复发的过程

你可以通过以下解释来帮助患者理解复发的过程。

暴露和仪式阻止的治疗纠正了你的强迫性习惯，也减少了你的症状。然而，正如你第一次接受治疗时我们讨论的那样，强迫症很少能够完全消失，即使在一个很成功的治疗后也不能。事实上，你已经感觉很不错了，而且这种感觉持续了一段时间之后，一个紧张性情境也可以引起焦虑和仪式化的冲动。让你意识到这种情况会发生是很重要的，这样你就可以以某种方式去处理这种情况，同时也能维持你在治疗中所取得的成果。

保持你的成果最重要的因素是你要积极地继续应用在治疗中学到的东西。如果不练习，你就会忘记如何应付不时出现的强迫性入侵和仪式化的冲动。因此，当它们在未来某个时间出现时，你可能会回到回避和仪式化的旧习惯中。为了强化你新学的习惯，你必须继续实践。如果你不去实践，你就会丢掉你所学到的东西。而当强迫性入侵出现时，你也不会妥善处理。

自我暴露的规则

和患者一起回顾自我暴露的原则，不断地估计患者理解了多少内容，并促进患者对概念的掌握。基于自我暴露的防止复发包括：

- 认识到强迫性入侵出现的时间，把感到痛苦作为一个指示信号。
- 重新聚焦于手头上的任务，而不是表演一个仪式，这是处理这种入侵的第一步。
- 如果这种痛苦的入侵持续存在，以一种夸张的方式对待它直到相关的痛苦减少。
- 如果一种痛苦模式出现了，故意重复面对那些引起入侵的情境直到痛苦、频率和持续时间都明显下降为止。

压力管理技术

体质压力假说中关于强迫症恶化的内容似乎表明，应用压力管理技术的前景是提高自我暴露预防复发的效果。一般来说，你可以教患者识别日常生活中的情绪性应激源以及认识他（或她）自己应对这些应激源的惯用方法。帮助患者制定一个有潜在问题的情境清单（例如，额外的家庭责任、学校或工作上的成绩要求、具体的人际冲突）。在这期间，引入适当的应对技巧，并和患者一起去实践，还要与特定个体的大多数常见应激源相关。各种压力管理技巧都可以用，包括自信心确立训练法、认知重建、放松训练，等等。

与重要他人会面

在治疗的最后阶段，与一些和患者关系密切的重要的其他人碰面通常是有用的，可以向这些人报告患者取得的进步，并就他们如何帮助患者维持成果提供一些建议。当然，这些指导的内容要取决于患者与这些人之间关系的性质以及患者在沟通方面的意愿。

经过同你的讨论，那些人通常可以获益很多，而患者也能明白强迫症的本质及治疗。对这种病的误解及对治疗结果的不切实际的期望问题也可以得到解决。已向患者描述过的体质压力假说及消失和复发的概念都可以与家庭共享，讨论、批评、指责和其他人际应激源在强迫症症状加重方面的潜在影响。如果患者及重要的其他人没有表现出围绕强迫症的强烈的冲突模式，就要探讨一些方法，让以重要的其他人来帮助患者实践自我暴露并发现偶尔症状复发。

新的活动和兴趣

对于一些患者来说，强迫、回避和仪式化占用了太多的时间，也耗费了太多的、长时间的精力，这严重阻碍了令人愉悦的丰富多彩的活动的发展。因此就需要让这些患者发展新的兴趣，以占用从前用在强迫和仪式化的那些时间。同时，有些人在发展新的兴趣和活动方面没有经验或是没有头绪，如果在这方面没有得到帮助，他们可能很难在治疗结束后过渡到满意的日常生活中。这就要评估患者规划新的社会或职业目标的能力，并向他们提供技能培训或帮助他们解决问题。

在应用自我暴露、管理压力和改变日常生活方面对患者进行培训，这牵涉的不仅仅是他（或她）自己的原则和常规指导。

在随后的阶段中，鼓励患者在治疗期间参加这些活动，回顾进展情况，并对一些问题进行咨询。你可以通过渐渐减少指导来促进患者的独立。在治疗日程的后期阶段，鼓励患者去描述他（或她）的进展情况和遇到的问题，并制定自己的作业任务。向患者提供矫正性建议，以形成其对所学技能独立应用的能力。

安排随访联系

在治疗的结束阶段，重要的是安排一些简短的电话联系，这样可以一步一步地断开患者与治疗师的联系。这些联系可以帮助患者完成从集中治疗到独立生活的转变。在每次电话联系时，要检查患者维持程序的应用情况，并解决其应用问题情境（自上次联系到现在这个期间所出现的问题情境）时遇到的困难。鼓励患者在结束所有的治疗安排之后与你联系，特别是如果强迫症症状恶化，或某个挫折不容易用自我暴露或压力管理策略来应付时，更要与你联系。

第十七章 抵抗和其他困难

理想情况下，基于暴露的治疗强迫症的方法进展顺利。患者的诊断是简单而明确的。评估揭示了所有重要的强迫症症状，而且患者欣然地接受实际可行的暴露练习。患者明白治疗的程序和治疗依据，还会积极配合治疗并做相应的自我训练。治疗师在治疗开始、中间和结束部分都在模仿专家的熟练技术，淋漓尽致地演示了他（或她）老练的技术和艺术。患者遵循规则并坚持练习。虽然仍会出现痛苦，但会随着日程进展减少，就像一个钟表装置。

当然，也会发生不理想的情况，当这种情况发生时必须要加以解决，以免阻碍治疗的进展。在暴露疗法治疗强迫症时有时会出现以下一个或多个困难。我们也阐述了处理这些问题的建议。

隐瞒症状

一些患者会故意隐瞒那些被医生明令禁止的仪式化行为，要及时冷静且并不带敌意地讨论这些发现的问题。处理这个问题的有效方法就是认为这实际上暗示了治疗结果。

教给支持者和患者如何处理这种违反规则的情况通常是有帮助的。有三种策略可以用来处理隐瞒仪式的问题。第一个策略是让支持者直接向治疗师报告他（或她）所遇到的任何困难。但如果患者感觉他（或她）的地位低于你和支持者，那么这个方法就有引起冲突的风险。第二个策略就是让支持者直接告诉患者。但是如果支持者缺乏交流技巧，这个方法同样也会引起冲突。第三个策略就是治疗师与支持者和患者会面，共同讨论治疗的进步和问题，教给患者和支持者对违反规则问题的讨论方式。以下提供了讨论的范例。

与患者和支持者讨论问题

治疗师：我们要求与你们两个都见面，这样我们就可以讨论迄今为止患者在这个治疗中取得的进步，也包括任何问题。我愿意不时地跟你们两位见面，这是因为支持者可能会发现某些重要问题，而这些问题可能是患者没有注意到的。例如，患者有时可能已经太习惯于仪式化了，以至于认为那是理所当然的而没有注意到，但另一个人可能会注意到。所以，我想请问你（支持者），从治疗开始后，她（患者）的强迫习惯怎么样啊？

支持者：呃，她确实做了很多她以前都不会做的事。她坐在以前不会坐的地方，我们去了一些餐馆、博物馆，等等。我们也去看了电影，以前她是不会去电影院的。我们也能及时离开家去看电影，以前我们根本不可能做到这一点。

治疗师：你知道，她的任务是停止去做所有的仪式。你有没有注意到自开始治疗以来她是否做了其他的仪式呢？

支持者：呃，我不知道这些是不是仪式，这是我们去看电影的时候发生的事情。我们必须坐在后排，而且她要等所有人都走了以后才能离开电影院。这看起来有点奇怪。

治疗师：当你注意这些的时候你做什么了？

支持者：我真的不知道该怎么做。我知道她不能洗手，但这不是洗手，所以我不知道我是否该对此说点什么。你知道如果当时我说些什么，她就会生气。

治疗师：（对患者）我想就这件在电影院发生的事问你几个问题。你还记得这种情况吗？

患　者：是的，但我不认为这是一种仪式。我想我应该一直都是这样子的。

治疗师： 那请你谈谈，在那种情况下你做了些什么吗？

患　者： 好吧，首先我想要确保我们坐的地方不脏。你知道人们是怎样把垃圾都丢放在电影院的座位和地板上的，而后排的座位会好点。另一件事就是我不喜欢别人碰我，因为他们可能比较脏，所以等到他们都离开之后再离开，这样就可以不用钻到人群里面顺利出去。当我在那儿的时候，我不会一直想这些问题。只有当我去电影院的时候，我才会这样做。这周之前，我已经好长时间没有这样做了，但我总是找一个后排的干净座位，然后等人都走了以后再离开。

治疗师： 那么你知道这就是强迫吗？

患　者： 我已经明白了，但那个时候我没意识到。

治疗师： 我认为你的做法是回避，而不是仪式化，因为你试图远离污染物。我认为有趣的是（支持者）注意到你在做什么，但你只是自发去做而不是出于习惯，并没有注意到这是一种回避。你能想个办法让（支持者）在这种时候帮助你吗？

患　者： 我想是让他告诉我停止仪式化，对不对？

治疗师： 其实，我想提一点不同的建议。第一，（支持者）指出你正在做一些像是强迫的行为，但不能肯定它是否是仪式化，事实上，它更像是回避而不是仪式化。第二，你甚至没有意识到你是在回避，所以我不太相信告知让你停止仪式化会有作用。通常情况下，有用的方法是，如果（支持者）注意到（患者）正在做不应该做的事，首先，温柔地告诉（患者），你注意到她在做什么，并询问（患者）是否认为这是一种强迫习惯。如果（患者）认识到这是一种强迫习惯，你可以问她是否与我讨论过这个事情，并问她是否应该这样做。如果她说这是她家庭作业的一部分，那么你可以提醒她，服从治疗计划对她病情的好转是很重要的，问她你能为她做点什么来帮助她通过这个项目。你也可以建议她跟我讨论这件事，这样我们就能共同解决这个问题。明白了吗？

支持者： 我想是的。

治疗师： 一般来讲，最好别在（患者）身边不停地命令她或让她去做她应该做的事情。通常人们不愿意去做那些被强行命令去做的事。所以，如果你只是询问和提建议以及提供帮助，这种方法可能比只是告诉她停下来要管用。

当患者承认自己违规了并且同意继续努力遵守规则，那么就不需要进一步讨论了。但是，如果仪式化反复出现，尤其是仪式化还是长时间和故意的，而不是短暂和自动的，你应该重申制定这些规则的理由，并提醒患者注意违规模式预示着令人不满意的结果。正如在第十四章中指出的，可以告诉患者因为可能会出现不理想的结果而考虑中止治疗。同时在治疗中可以告诉患者仪式化的严重性，有时，这会成为患者强有力的动力。但是在提出中止治疗的建议时必须慎重，并且要以一种支持的态度提出来。否则，患者可能会做出愤怒的反应，或因感觉被你拒绝而沮丧。

第一次掩饰

我从（支持者）那里了解到，这周吃饭前你洗了5～6次手。你记得的，在一次介绍性的治疗中，我们已经达成了一致，同意他（或她）在治疗期间让我知道任何看起来是问题的事情，所以（支持者）才跟我提到这件事情。在我们开始治疗的时候，我们达成了在吃饭前你不能洗手的协议，如果你没有遵守这一规则，你就要立即告诉我，这样我可以帮你想办法来克服。发生了什么事情呢?

如果患者承认了困难，并答应重新遵守这个协议，你不必进一步追究这个问题了。然而，如果再次出现严重违规行为，你就要继续并再次提醒患者治疗规则及遵守这些规则的理由，还要告诉患者现在有必要中止治疗。

第二次掩饰

你洗了手却没有向我报告，违背了不洗手的规则，这已经是第二次了。我很担心你这样做对治疗的进展会带来什么影响。正如我们在开始时达成的共识中提到的，如果你想要通过这个治疗摆脱强迫症，就必须在治疗期间遵守不洗手的规则。每次仪式化（清洗、检查、重复等），你就是在练习和加强强迫症模式。你阻止自己去明白焦虑可以最终在没有仪式的情况下降低的道理，你不允许自己的强迫观念和痛苦失去关联。除非你停止仪式化，否则面对恐惧的情境对你就没有作用。此外，如果在你做某个仪式的时候不告诉我，我就不能帮你找到解决这个问题的办法。你要知道，如果你不严格遵守“没有仪式”的规则，也就不给我来帮助你更好地处理这个问题的机会，那么你现在就可以停止这个程序了。因为如果你继续这样下去，这个程序对你就不会有什么帮助。或许我们要等到你做好去遵守所有要求的准备的时候再进行。让人们克制仪式化的冲动很难，也可能只是你还没有准备好，可能在将来的某个时间再做这个治疗你就会觉得更容易些。既然从长远来看这个程序对你可能没什么帮助，那么我认为你现在最好停止治疗，而不必继续承受暴露练习的痛苦了。如果产生了这种后果，你可能会认为你接受了一个好的认知行为疗法，但是这个疗法的效果并不怎么样。而事实是，你没有按照会产生好的效果的方法去做这个练习。

替代症状（仪式）

尽管在自愿来治疗的成年患者中，掩饰症状的现象并不常见，但用微妙的回避模式来代替被禁止的仪式却是极其常见的。对这种替代的自我意识往往因患者的不同而不同。有一个替代的例子，一个患者成功地用润手乳液代替洗手来去掉脏东西。这种替代与重要的仪式一样都必须明令禁止。简单地向患者描述潜在的替代模式，并提醒他们不要采取这些模式，可以起到预防的作用。同时，随着对自己的功能有越来越多的了解，鼓励患者报告自己注意到的任何细微的模式，这样你就可以跟患者讨论和解决这些模式，并把这作为治疗计划的一部分，就跟以下例子中的做法一样：

> 在停止了仪式之后，你有没有注意到自己在做其他特别的事情来缓解焦虑呢？有时，人们会通过做新的事情或者有稍微不同的事情来避免或减轻痛苦。你有没有发现自己做了类似的事情呢？

禁止的回避

有些人在规定的暴露中表现仪式化，但会继续进行一些没有报告过，有时甚至是没有觉察到的回避行为。它们并没有超出在治疗中指定的暴露任务。这个模式相当于应验了“是法律的语言，而不是法律的精神”这句话。例如，一位患者可能会很认真地去做规定的暴露练习，把脏衣服放回衣橱等第二次再穿，但是尽量避免让这件衣服碰到衣橱里别的衣服。同时，患者可能会按照要求进入公共浴室，但是会拖延进去的时间，或等到让别人先进去后再进入或离开，这样就可以避免碰到脏的把手。没被禁止的回避行为可能会组成一个强大的已变得自动化的行为，它经常会泄露患者对暴露规则的误解甚至是对治疗的反感。此外，它会阻止患者对恐惧场景的焦虑适应，甚至因此预示着不良结果。在你解释得很清楚并且尽量用别的办法去鼓励患者之后，如果患者仍然继续进行回避行为，这就是一个问题，需要与病人进行严肃的讨论，并考虑中止治疗。

未完成仪式禁止

尽管患者在集中治疗的第一天就被要求停止仪式化，尽管他们基本上都遵照要求，却很少能够从始至终且突然禁止所有仪式。甚至当患者要停止仪式化的动机被强烈激发时，这种习惯的力量是如此强大，以至于还会出现失误。患者应该细心检测，把这些失误告诉你。同样，你也应该每天检查自我监测表格，及时处理这些问题。提醒患者忍住仪式的决定性作用，但也要提醒他们不要在不切实际的完美主义方面做自我批评。鼓励患者继续努力去消除所有的仪式，但不要因为一些偶然的毛病而气馁。教会患者利用自我暴露的方法对抗偶尔的仪式化，自我暴露给患者应付小毛病提供了一个有用的方法，而且也可以用自我暴露来对付挫折。如果患者在解决小毛病上把你看做是一个支持者，而不是一个惩罚性的权威，他（或她）就会更愿意把小毛病告诉你并寻求你的帮助。最重要的是，要避免因为患者没有服从指示而导致人际仇恨。

处理争论

有时，在日程表上到了面对一个特别恐怖的物体或情境时，患者可能会说出关于危险的各种各样的理由来与你争论，试图证明自己拒绝继续进行计划好的暴露是正确的。与患者争论暴露任务一般是不会有结果的。通常患者已经有一个相当长的与别人争论的历史，而争论的内容就是关于伤害的毫无道理的强迫焦虑。然而，这些争论对症状的缓解没有任何意义。花在争论上的时间会占用已经证实了效果的治疗程序——暴露练习的时间。

提前告知患者安排好的治疗计划有助于避免争论。因此，事先在暴露日程表上达成一致是很重要的。必须让患者提前同意遵循暴露的安排日程表，不能对危险有任何争论。向患者解释危险的争论实际上就是强迫症模式的一部分。如果你发现了一个新的恐怖情境，就要依照约定修改计划。如果患者拒绝去做日程表上的某个暴露练习，承认其存在的困难并鼓励他（或她）继续下去。下列例子或许能帮助你让那些不情愿的患者继续下去。

> 我很抱歉在今天的暴露工作中，你碰到这么多困难。我知道这很困难，你也有点害怕，但是如果你想得到所期望的解脱，就必须要继续下去。为了克服你的恐惧，你必须在没有安全保证的前提下去面对这种情境。我确实已经告诉过你，我们不会做任何高风险的暴露，但安全的程度不是绝对的。当你想要得到安全的保证的时候，推迟做这个暴露练习可能会比现在容易些，但从长远来看，这样做

不会减轻你的恐惧。记住，帮助你从强迫恐惧中解脱出来的一个有效方法就是完成我们的暴露疗程。今天按照日程表，我们该开始……（暴露任务）你能为自己做的最好的事情就是面对这个情境，即使它是痛苦的。你等待的时间越长，你对必须要做的事情就越担心。一旦你开始了这个练习，你就会有焦虑感，但从长远来看，你就会感到更好一些。

强调患者对治疗的控制

如果患者变得生气或难过，认为你是在威胁他（或她）去面对这个情境，就要强调患者必须作此选择的重要性，但同时也强调这个选择的重要后果。有时候，患者会问是不是你“让”他（或她）做暴露的。下面的内容就是处理这个态度的一个模型：

不是我要让你做这个。你必须自己来决定是否去做。你的选择对结果很重要。如果你想通过这个治疗程序从强迫恐惧中解脱出来，你就必须去做。你对这个治疗程序的投入很大程度上决定了你的收获，如果不面对这个情境，强迫症状就会继续纠缠你。所以，你必须做出选择：面对这个情境，或者继续维持强迫症，不去做这个暴露练习。很明显这是个很痛苦的选择，但除了这个选择，我想不出其他的办法。我想帮助你选择去面对，从强迫症中解脱出来。关于这一点你有什么想要我帮助你做的吗？

这个演示通过把任务描述为一个勇敢选择的机会，避开了在暴露问题上与患者的斗争。经过这个谈话，你也提醒了患者暴露练习和结果间的关系。因此，它让患者明白了不是你要他（或她）去做暴露练习，而是患者需要做暴露练习。如果你用一些方式给患者传达了你需要患者完成任务的意思，当患者遇到困难时你就变得沮丧和生气，患者就会感受到这个态度并且会失去动力。

中级任务

如果因为特别困难的暴露任务而造成进展的拖延，我们建议转向一个不太困难的任务作为中级任务。鼓励患者发展中级任务，在具体任务上给予建议。发展中级任务，会让患者觉得一切在自己的控制中，而不是被强迫的。把中级暴露解释为对更困难的任务的准备，因为最困难的任务已经成为进步的障碍。一项中级任务可以降低患者对暴露效果一般化的恐惧，还能加强患者的自信心。这两步都能鼓励患者去面对更困难的项目。治疗师把暴露任务建成模型有时显然可以帮助患者提高，但试图去证实这个技术的试验没有成功。

情绪阻碍

有些患者对那些会引起强迫恐惧的暴露练习会产生愤怒和痛苦的情绪反应。警告患者这些情绪反应会妨碍暴露练习，帮助患者把精力集中在那些引起强迫恐惧的暴露部分上，而不是集中在其他的情绪上。如果这个方法不奏效，你就得重新评估治疗方案。

第十八章 对智力迟钝患者的调整

强迫症的诊断

智力迟钝的定义是指在18岁之前智力功能水平严重低于一般智力功能的平均水平。智商分数低于平均数超过两个标准差就认为是严重智力迟钝。根据以往的诊断标准，在精神病人群中智力迟钝的发病率是1%～9%（如Kolb，1973），大部分人（90%～96%）属于比较轻微的范围（智商分数为50～70）。虽然关于同时出现强迫症和智力迟钝的资料很少，但是对283名智力迟钝的患者的居住设备进行的一项研究表明，在智力迟钝的人群中强迫症的发病率（3.5%）和在正常人中的发病率相同（Vitiello，Spreat & Behar，1989）。

Reid（1985）对智力迟钝的个体进行的观察表明，在这些人群中焦虑障碍的发病率比较低，这可能容易受到“诊断遮蔽”的影响，在这种影响下智力迟钝掩盖了其他疾病。他认为，这需要一定程度的智力上的诡辩，来感受和描述强迫性症候学的各种不同的组成部分，包括对强迫行为的主观感受，对强迫行为的抗争和自知力的保持。这种诡辩几乎超出所有人的范围但正处在弱智人群的边缘（p. 314）。但是正如第七章中所说的，是否对强迫恐惧和仪式的无意识的自知力就是所有强迫症的特点，这是值得怀疑的。一些研究表明，患有强迫症的个体对想法、思维、冲动和想象的无意识，表现出了广泛的自知力。因此，对智力迟钝的强迫症个体的诊断不应随他们表现出的自知力的程度而定。

行为刻板与仪式

行为刻板往往发生在智力迟钝的个体身上，并且应与由痛苦激发的强迫症仪式化相区别。行为刻板是典型的过度学习的习惯，它既不涉及痛苦，也不涉及意识，是一种过分夸张的行为。观察发现，在收容机构的智力迟钝的人群中有65%的个体有典型的刻板行为障碍（Kaufman & Levitt，1965）。

对这样一个有明确的强迫症症状的形式和现象的个体，不仅需要进行临床会谈，也需要进行行为观察。研究发现，智力迟钝的个体讲话具有重复性，并且尤其有愿意服从别人指令的特点（Guidollet，Bolognini，Plancherel & Bettschart，1988）。语言能力差、害怕陌生人和普遍的焦虑表现，限制了临床会谈的有效性（Ballinger，Armstrong，Presly & Reid，1975；Pilkington，1972）。

会见患者

为临床会谈本身提供一个明确的理由，并确保患者明白会谈的目的。否则，患者可能根本无法理解采访的重要性，也不会积极配合。由于有限的认知能力阻碍了沟通和理解，所以会谈的问题必须是明确而具体的。因为与不是智力迟钝的人比起来，这些人往往表现出较窄的注意力广度。我们建议安排几个短暂的时间收集信息，而不是在一次持续的时间内收集完。

其他的信息来源

由于临床会谈的特殊限制，其他的信息来源对智力迟钝的个体来说显得特别重要。他们数数的不准确性导致自我监测无效（Peck，1977），这可能要归咎于认识问题的能力不足或是记忆受损。鉴于自我监测的局限性，由你来进行直接的观察和了解是必不可少的。患者的观察必须与第三方观察者的内容相比较。

Vitiello等人（1989）已经针对智力迟钝的个体制定了一个评估强迫行为及其严重程度的量表。根据在会谈中对患者的观察，评价人能够对强迫症的严重程度作出评价，而不必依赖于患者的报告。严重性的内在信度是令人满意的（r=0.82），同时在对强迫行为与刻板行为及重复行为分类上的内在一致性也是令人满意的（kappa=0.82）。

强迫症的治疗

虽然没有对智力迟钝的强迫症个体进行治疗的对照性试验结果评价的报道，但有大量的个案研究。Hurley 和 Sovner（1984）描述了行为治疗的实际应用情况，如暴露和反应阻止法、目视评估法、正强化和矫枉过正。目视评估法是一种惩罚性程序，在这个程序中，患者出现一个仪式后会立即受到一个无痛厌恶刺激。矫枉过正包括重建混乱的环境以及患者在这个重建的环境中进行适当行为的练习。Matson（1982）报告了应用强化程序和矫枉过正对三个有轻微智力迟钝的强迫症成年人成功治疗的例子。Hiss 和 Kozak（1991）描述了将暴露和反应阻止程序成功运用于一个智力迟钝的强迫症男性的例子。

暴露疗法的调整

研究发现，对智力迟钝的成年人有效的基本暴露程序和仪式阻止，同样也适用于有智力障碍的个体。如前所述，这些程序包括面对那些引起强迫痛苦的情境和禁止仪式。一个典型的治疗规则包括评估、长期面对引起强迫痛苦的情境、每日做自我暴露功课以及在整个治疗过程中在监督下禁止仪式。由于暴露和反应阻止疗法是一个基于学习的程序，因此必须考虑到学习障碍会影响治疗的进程，要调整治疗计划以适应智力迟钝的患者。经常发生在智力迟钝的人身上的学习困难是悲观主义、受损的辨别学习、注意力分散、有限的语库和缓慢的信息处理速度。

悲观主义

较低的自我期望也可能反过来影响学习，这种悲观主义可能在智力迟钝的人群中特别普遍，因为他们往往有着长期的失败和受挫的感受（Balla & Zigler，1979；Beier，1964）。因此，可能要制定一个暴露任务日程表，并对其进行调整以适应较低的挫折阈值。此外，要经常对成功进行表扬，这样有助于克服悲观态度。当然，你必须使暴露任务与患者的能力尽量匹配，那样成功就变得有可能了。

受损的辨别力和注意力分散

因为辨别学习对一个智力迟钝的人尤其困难，所以不能想当然地认为他们能够区分开与暴露有关的线索。你必须做些事情来弥补患者在辨别学习方面的损伤，可以让患者特别关注一些重要的区别。提供详细的指导，如果需要可以在辅导时进行演练。你可以通过每次安排较短时间的治疗，或在每次治疗时安排多种多样的活动的方式，来适应患者低于平均水平的注意广度。长期的想象暴露对这些患者可能会很困难，因为他们在长时间集中精力想象方面有困难。

典型的智力迟钝者的各种各样的知识缺陷肯定会影响暴露疗法。例如，有限的语言功能会降低学习抽象概念的能力。这种缺陷反过来又会限制患者学习不同但相关的情境的归纳能力（Borkowski & Cavanaugh，1979）。这种成功的暴露疗法似乎有赖于患者对从具体暴露情境到相似的体内情境的归纳能力。有一个弥补策略就是，暴露于一类恐惧的很多项目中，这个清单越全面，对患者的归纳能力要求越低。

解决归纳问题的另一种方法是进行特殊计划性训练以促进其提高归纳能力。一种称为言语自我教导训练（VSIT）的程序，已被用来教给智能不足的人如何去运用。它使用隐蔽的自我教导来促进个体适应新情境，包括发现问题、注意控制、评价和改正错误。（Gow & Ward，1985）在言语自我教导训练的回顾性研究中得出结论，认为有足够的证据可以证明它对那些轻微智能不足的人提高到中度智力功能是有效的。

缓慢地学习

智力迟钝的人的学习要比一般人慢一些。在某种程度上，这种缓慢的学习可能是由于有限的行为反应造成的，这些行为反应包括数字和复杂性两个方面（N. Ellis，Barnett & Pryer，

1960）。依照斯特鲁普范式，N. Ellis. Woodley-Zan-thos，Dulaney 和 Palmer（1989）发现了智力迟钝个体的认知惰性或僵化的证据。Saccuzzo 和 Michael（1984）发现，智力迟钝的个体在信号检测、辨别力和目视评估任务中存在行为缺陷。Cromwell，Palk 和 Foshee（1961）及 Franks，Franks 发现，有器质性损害的个体在使条件反应失效方面低于平均水平。因此，我们可以猜想，在这些人身上存在持续的焦虑反应（Ollendick & Ollendick，1982）。Merill（1985）的报告称，智力迟钝的人的语义处理速度要慢一些。因此，语言介质是很重要的。与智力迟钝的人相比，有器质性损害的人在学习方面处于劣势（Berkson & Cantor，1960；Blue，1963）。

Hiss 和 Kozak（1991）建议，为了弥补暴露治疗中学习速度缓慢的缺陷，可以采取几种形式：（1）只要患者注意力能保持集中，可以使治疗时间足够长以便于适应；（2）频繁的治疗次数；（3）在每次治疗中尽量减少要学习的东西。总之，你必须调整治疗的进程，使之与患者的学习能力相匹配。

效果的维持

因为要维持认知行为疗法治疗强迫症所取得的效果有赖于患者不断地应用暴露原则，所以对智力迟钝的个体来说，提取困难可能会限制其治疗效果的持久性。患者必须有一定的智力，能够来理解是否有一种特别的经验组成了强迫症的冲动，并知道什么种类的暴露练习适合对付这种困难。如果患者的智力缺陷妨碍了这种判定，那么患者就不能识别什么时候需要自我暴露，在要做的事情上也会茫然失措。当强迫性入侵发生而又不能进行自我暴露时就会引起复发。

有一个特殊措施或许有助于抑制这些个体的复发。就是在每次治疗结束后继续无限期地继续练习，这样在问题出现的时候你就能对它们进行评估，并能具体地描述所需要的暴露练习。或者，如果患者是生活在一个大家庭或一个可以得到全体人员支持的其他环境中，可以对这些人进行培训，让他们帮助患者继续进行有规律的暴露练习，并且继续就任何新出现的问题特别向你咨询。也要考虑到行为问题处理：在智力方面缺少更多的积极努力时，可以为有规律的暴露练习制定一个奖励时间表，这样做可能会激发患者进行自我暴露的自觉性。

第十九章 对儿童的调整

在患有强迫症的成年人当中，有三分之一至二分之一的人在童年或青春期出现这种障碍（Rasmussen & Eisen，1990）。因此，显然有必要对儿童强迫症进行有效的治疗，减轻儿童时期的强迫症可能会减少成人强迫症的发病率。研究发现，对成人有帮助的血清素吸收抑制剂和基于暴露的治疗对儿童来说同样是有希望的（Jenike，1992；Leonard，Lenane & Swedo，1993；March，Mulle & Herbel，1994；Rapoport，Swedo & Leonard，1992）。有人发表了药物与暴露治疗对照控制实验的报告，称这两种疗法在儿童和青少年中是无效的。对在荷兰的一项未公布的试验的临床分析（van Engeland，de Hann & Buitelaar，1994）表明，与认知行为治疗和药物治疗两者相关的预处理都是有效的。然而，这项研究并没有包括安慰剂对照的情况，并且没有发现群体之间有差异。

儿童强迫症的共病

在一个儿童身上可能出现不止一种疾病，强迫症经常与其他疾病一起出现。在美国精神卫生研究所的一项研究中（Swedo et al.，1989），由 70 名儿童和青少年组成一个样本，排除智力缺陷、进食障碍和抽动障碍，只有 26%的参与者被诊断为只有强迫症一种疾病。抽动障碍（30%）、抑郁症（26%）、具体的发展障碍（24%）、对立性障碍（11%）、注意力缺失症（10%）、品行障碍（7%）、分离焦虑障碍（7%）、遗尿（4%）

和大便失禁（3%）是最常见的共病诊断。

暴露治疗的调整

儿童强迫症的认知行为疗法与成人的暴露和反应阻止法遵循同样的原则。然而，治疗程序通常需要调整，以适应儿童的发展水平。6～16 岁的儿童的发展水平差距很大。但显而易见，在一个狭窄的年龄范围内儿童的发展水平也有很大的差异。

在调整暴露治疗以适应儿童时，必须考虑到智力和动机这些原则性问题，而且这两个问题是相互关联的。如果我们假设暴露机制在儿童身上的运转方式跟成人是相同的，那么你面对儿童的基本任务就跟面对成人一样：指出必须面对什么情境，并说服患者即使会痛苦也要勇敢去面对。

这两个基本任务就出现了两个难题。第一，心理评估通常依赖于患者报告给临床医生的自我观察。由于儿童的智力发展和自我观察能力都有限，他们的强迫症症状要比成人更难以评估。因此，对儿童的评估通常要比成人困难。其次，因为儿童比成人具有更少的应对困难的成熟方法，而且他们比成人更难以预测长期后果，因此说服他们去长时间地面对痛苦的情境尤其具有挑战性。

针对弱智患者在暴露疗法上进行一些特殊调整，对儿童也可能是有效的。无论怎样，都要教给儿童一些关于强迫症及其治疗的知识，这可能是暴露疗法成功的基本条件。评估是治疗的第一步，但关于强迫症本质和强迫症的治疗方法的教育与准确的评估有着千丝万缕的联系。如果儿童不明白什么是强迫症症状，他（或她）就不可能向你充分地描述，你也就不能制订一个有用的暴露计划。同时，你的理解也与儿童是否愿意描述他（或她）遇到的困难经历有关。儿童越是把克服强迫症看做是很困难的事情，并认为你在克服强迫症方面可以帮助自己，而不是把你的帮助当成是一种邪恶的事情，就越有可能积极地参与并执行治疗计划。

教给儿童和家长强迫症知识

许多儿童和他们的家庭对强迫症及用认知行为疗法对其治疗方面持有的知识是有限或错误的。可能是他们自身误解了，或是在人际导向的个人背景、家庭治疗或药物治疗的背景方面产生了误解。无用的人际导向概念的范围从“如果儿童想停止，他（或她）就能停止”到“真正的过错在于父母而不是儿童”。另一个一般持有的错误想法是，“因为强迫症是由神经递质失衡引起的，只用药物就可以治好”。人们对暴露疗法往往知之甚少，一些家长和儿童比较关心强制性的或严厉的行为改变程序的使用问题。

把强迫症解释为心理疾病

教育患者和家庭的一个方法（March & Mulle，1993）就是把强迫症解释为一种心理疾病，而不是像其他医学疾病，如散光或糖尿病那样的疾病。这种做法的优势是驳斥了那些认为强迫症是儿童或父母的过错的无益观点，并且给它们以严厉的批评和指责。这种解释在这种情况下可能特别重要——在论及与强迫症相关的问题时，家庭遭受了长期的令人沮丧的互动。

在认知行为疗法的逻辑依据方面，强迫症的心理学解释有下降趋势。它否认儿童和家庭成员是选择怎样行事的代理人，还否认这些选择确实可以预测儿童和家庭的感受，在这点上它的解释太过于牵强。此外，选择面对那些引起强迫性痛苦的情境并放弃仪式是运用认知行为疗法成功治疗强迫症的根本。当提到暴露治疗是否可以减轻强迫症症状时，儿童或家庭成员的选择可能非常重要。

把强迫症解释为一个根深蒂固的习惯

还有一种是生物学取向的解释，认为强迫症症状是思维、感觉和行为组成的一套强大的习惯。虽然确实存在一些证明遗传影响的证据，却不清楚人们是如何养成强迫症习惯的。因此，指责儿童或父母既没有证据，也没有用处。但很明显，强迫症的症状可以通过练习得以变弱，特别是通过长期的暴露练习和禁止仪式。这种对强迫症的理解本身很容易把治疗师比做一个专业教练，如击球教练或音乐教师，他帮助人们制定训练方案，使他们能够实现想做并且有能力去做的事情。就击球来说，这个计划可能涉及饮食、举重、用一个投球机来认真进行大量的摆动练习。就音乐作品来说，可能要花几个小时来表演音阶或琶音，而这些表演有助于演奏出一支特别的乐曲。而对强迫症而言，它涉及各种暴露演习，同时又禁止儿童去做他们已经习惯去做的各种事情。

评价父母的观察

特别是对年幼子女、青少年，父母对问题领域的观察在评估症状时是有用的。可以把父母的观察与儿童的自我报告相比较，并且可以讨论和解决两者之间的差异。有时候对于一个问题行为，父母认为是强迫症症状的可能与强迫症却没有任何关系。有时，儿童不会意识到一个特殊困难是与强迫症有关的，或者不了解这个困难是怎样与其他强迫症症状组合在一起的。通常情况下，只有在迟到、不服从命令、行动迟缓、社会退缩或学习困难时，父母和儿童才会发现这些根源于强迫症的问题。告诉儿童和家长所有这些困难与强迫症之间的关系，这是教给他们了解这个疾病的方式。

儿童的暴露进度

除了在教育和评估方面的特殊努力之外，还有另一方面的改变。习惯上，需要调整儿童暴露疗法程序的集中程度，以适应儿童的接受能力。通常情况下，这种调整需要减缓治疗的进度：儿童年龄越小，对治疗进度的要求越低。

与一般的成人相比，一个 7 岁儿童更不会乖乖地全神贯注地坐上 2 个小时。因此，要舍弃那些适应于集中暴露程序的双倍时间的治疗方法，而采用时间简短的治疗方法。同样，一个年幼的儿童可能不会像一个成年人那样从每天的频繁练习中获益，这些频繁的治疗是针对严重强迫症的集中程序的特征。因此，对儿童，我们建议每周进行一次或两次治疗。对于年龄大一点的青少年，采用每天一次，每次两小时的集中疗法是完全可以的。

另一种为儿童放慢治疗进度的方法是减少儿童在暴露中情感上的最大痛苦。在忍受痛苦方面，成人比儿童更有经验，而且成人能更熟练地应付长期暴露产生的痛苦，直到痛苦自发减少。儿童会很容易被痛苦打垮，以致他们不会充分地注意暴露情境。因此，我们建议对儿童的暴露任务要比成人更具有渐进性，按照困难逐渐增加的日程慢慢前进。

除了要在教育上特别努力地激发儿童积极参与治疗外，其他程序也是有帮助的。例如，为儿童制定一个奖励程序，在儿童完成了日程表上的暴露任务和忍住了仪式化时奖励他们，这对那些不能充分地投入到治疗计划中的儿童是有帮助的。

治疗程序模型

一个对于儿童强迫症患者的暴露程序可能需要 12 周，每周一次，每次 60～90 分钟。治疗计划阶段占用 2 到 4 次。一旦完成治疗计划，每一阶段都要回顾前一周关于强迫症的体验，并检查家庭作业。回顾整个治疗的目标并解释每次治疗的具体目标。每个星期，儿童都会得到一些新的指导并完成一些暴露练习。在每次治疗结束时，都要布置下一周的家庭作业，包括暴露、禁止仪式和自我监督。

评估和治疗计划

必须根据儿童的发展水平来调整评估和治疗计划。对幼小的儿童，惯用的方法是用一个“害怕温度计”取代更抽象的主观痛苦单元，这有助于儿童提供更有用的痛苦评级。害怕温度计是一个温度计的图片，它从 0 到 100 的范围内描绘了痛苦的水平，而不是一些温度值。可以通过让儿童选择“水银柱在温度计上的位置”来显示儿童所处的痛苦水平。使用这种温度计，可以根据痛苦把儿童的强迫症症状分类。

仪式阻止

你可以为儿童划分不同困难级别的仪式阻止任务。让儿童根据情境，将仪式阻止任务分成低、中和高难度三类。首先，计划对付低等和中等难度的任务。因为在对付中等难度的任务时，随着练习，儿童在面对暴露过程中在自我控制上取得了更大的信心，困难的任务会变得更加容易，那么就可以解决原来看起来高难度的任务。这种循序渐进的阻止仪式的方式，可以设计来提高成功完成所有既定任务的可能性。这样，儿童在练习自我控制和抵制仪式化的冲动方面会越来越自信。

重塑强迫症——儿童的敌人

帮助儿童服从暴露练习和仪式阻止的规则的一个方法是，给予他们一些关于如何应付强迫入侵的具体训练。March 和 Mulle（1993）指出，旨在提高以儿童的个人效能感为目的的认知重构，在这方面会有所帮助。例如，可以教给儿童让他们知道强迫症是能够被系统地抵制的东西，如果成功抵制，可以为自己祝贺。换句话说，儿童要学会将强迫症看做一个要与之斗争的敌人，在这场斗争中，你、其家人和朋友都是同盟。此外，你还可以与儿童一起排练，教给儿童如何用具体的自我对话去与强迫症做斗争，出现痛苦的强迫入侵时，儿童可以独自使用自我对话去与之斗争。

家庭与治疗的密切关系

与成人一样，对儿童来说，是否以及如何让家人和朋友参与到治疗中是一个很重要的问题。一般来说，儿童年龄越小，就越需要父母在治疗中接受培训。正如以前我们所讨论的，父母对问题行为的观察在评估年幼儿童的强迫症症状方面是非常重要的。因此，家长必须参与到孩子的一些治疗计划中。然而对于青少年，父母参与到治疗方案中往往会产生反作用，因为青少年渴望隐私和独立，并且先前就存在着人际冲突的模式。

许多父母通常都想了解治疗的内容和进展情况，而且他们可能会在每次治疗时跟你和孩子短暂地见一面。但是，除非家长参与了应急管理程序，否则就要说服儿童让他（或她）自己主动努力完成计划。最后，告诫家长停止给儿童一些旨在减少强迫症症状的具体指示，同时也要指导父母做到一般的支持就行了，但不要试图迫使孩子去做练习。虽然有些家长通常会引诱孩子，试图让孩子接受治疗，但他们过高的积极性往往适得其反。做一个支持者意味着在孩子参加这项治疗计划、做暴露练习、抵制仪式化时要表扬他们。在某些情况下，如果家庭被广泛牵扯到仪式中，需要家庭成员在治疗过程中发挥更重要作用。就像治疗成人强迫症患者一样，你必须帮助家庭成员和朋友找出与患者共同发生仪式化的方式，并教给他们抵制自己的合作习惯的方法。

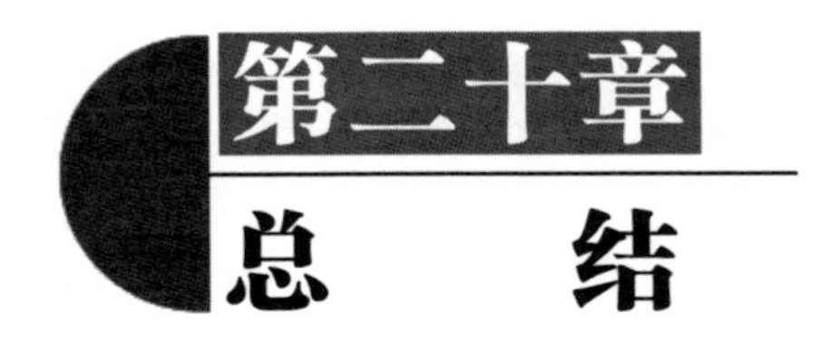

第二十章 总结

完成认知行为治疗中的大多数强迫症患者，症状都得到了明显的改善。并且，大多数患者保持了这个改善的效果。这一疗法的原则已经经过临床研究确立下来，但很多成功实施的细节还有赖于技能熟练的治疗师的创造性才智。

在这本指南中，我们描述了一个基本的集中治疗计划，并且发现这对于成人是非常有效的：一个短期的集中治疗需要8～10周的时间。违背这个计划草案导致成果减弱的程度目前尚不清楚。不同程度地偏离这一协议是否会削弱治疗的成果？对一些患者来说，短期治疗似乎就足够了；而对于另外一些来说并不够。对所有治疗师和患者来说，在集中治疗阶段需要的集中努力，关于这一点或许并不可行。但我们的临床经验表明，除了那些具有轻微症状的患者，仅仅一周的治疗通常情况下是不够的。对于很多患者来说，或许三周的治疗就足够了。但并没有确定性的研究去评估各种计划草案的有趣排列，因为这是一项昂贵的工作。

特殊人群，像儿童和精神发育迟滞的个体，需要调整这个程序和期望。治疗任务必须与个体的学习能力相适应，而治疗效果维持的时间可能有赖于患者从社会环境中得到的连续支持。

尽管大多数成年人在治疗后立即得到了改善，但约20%的人有复发现象。复发风险最大的患者通常是那些在治疗结束时症状改善不明显的（Foa et al.，1983）。这一发现支持了这样的方法，即患者应该遵照一个计划好的程序，接受整个疗程的治疗，并且暴露练习和仪式阻止应该系统化。无论是在治疗师还是在患者，或在两者方面用的是没有计划性的方法，都会损害短期和长期的效果。

尽管有研究证明基于暴露的治疗方法是有效的，但估计有25%强迫症患者会拒绝接受这种形式的认知行为治疗。我们必须努力去理解影响暴露疗法可接受性的因素，以便让更多的患者可以从这个强大的补救方法中受益。

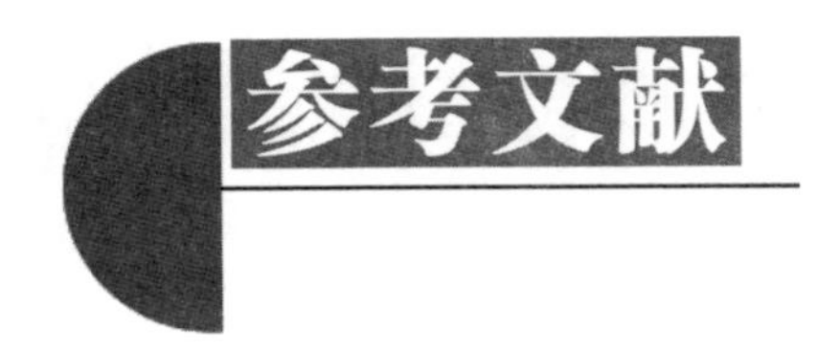

参考文献

Allen J. J., & Tune, G. S. (1975). The Lynfield Obsessional/Compulsive Questionnaire. *Scottish Medical Journal, 20* (1), 21–24.

American Psychiatric Association. (1980). *Diagnostic and statistical manual of mental disorders*, (3rd ed.). Washington, DC: Author.

American Psychiatric Association. (1994). *Diagnostic and statistical manual of mental disorders*, (4th ed.). Washington, DC: Author.

Balla, D., & Zigler, E. (1979). Personality development in retarded persons. In N. R. Ellis (Ed.), *Handbook of mental deficiency, psychological theory and research* (2nd ed., pp. 143–168). Hillsdale, NJ: Erlbaum.

Ballantine, H. T., Bouckoms, A. J., Thomas, E. K., Giriunas, I. E. (1987). Treatment of psychiatric illness by stereotactic cingulotomy. *Biological Psychiatry, 22*, 807–809.

Ballinger, B. R., Armstrong, J., Presly, A. S., & Reid, A. H. (1975). Use of a standardized psychiatric interview in mentally handicapped patients. *British Journal of Psychiatry, 127*, 540–544.

Beck, A. T. (1976). *Cognitive therapy and the emotional disorders*. New York: International Universities Press.

Beck, A. T., Emery, G., & Greenberg, R. L. (1985). *Anxiety disorders and phobias: A cognitive perspective*. New York: Basic Books.

Beech, H. R., & Vaughn, M. (1978). *Behavioral treatment of obsessional states*. New York: Wiley.

Behar, D., Rapoport, J. L., Berg, C. J., Denckla, M. B., Mann, L., Cox, C., Fedio, P., Zahn, T., & Wolfman, M. G. (1984). Computerized tomography and neuropsychological test measures in adolescents with obsessive–compulsive disorder. *American Journal of Psychiatry, 141*(3), 363–369.

Beier, D. C. (1964). Behavioral disturbances in the mentally retarded. In H. A. Stevens & R. Heber (Eds.), *Mental retardation: A review of research* (pp. 453–487). Chicago: University of Chicago Press.

Berkson, G., & Cantor, G. N. (1960). A study of mediation in mentally retarded and normal school children. *Journal of Educational Psychology, 51*(2), 82–86.

Black, A. (1974). The natural history of obsessional neurosis. In H. R. Beech (Ed.), *Obsessional states* (pp. 19–54). London: Methuen.

Blue, C. M. (1963). Performance of normal and retarded subjects on a modified paired-associate task. *American Journal of Mental Deficiency, 68*, 228–234.

Borkowski, J. G., & Cavanaugh, J. C. (1979). Maintenance and generalization of skills and strategies by the retarded. In N. R. Ellis (Ed.), *Handbook of mental deficiency, psychological theory and research*, (2nd ed., pp. 569–617). Hillsdale, NJ: Erlbaum.

Boulougouris, J. C., Rabavilas, A. D., & Stefanis, C. (1977). Psychophysiological responses in obsessive–compulsive patients. *Behaviour Research and Therapy, 15*(3), 221–230.

Carr, A. T. (1974). Compulsive neurosis: A review of the literature. *Psychological Bulletin, 81*(5), 311–318.

Charney, D. S., Goodman, W. K., Price, L. H., Woods, S. W., Rasmussen, S. A., & Heninger, G. R. (1988). Serotonin function in obsessive–compulsive disorder: A comparison of the effects of tryptophan and m-chlorophenylpiperazine in patients and healthy subjects. *Archives of General Psychiatry, 45*(2), 177–185.

Cooper, J. E., Gelder, M. G., & Marks, I. M. (1965). Results of behaviour therapy in 77 psychiatric patients. *British Medical Journal, 1*, 1222–1225.

Cottraux, J., Mollard, E., Bouvard, M., Marks, I., Sluys, M., Nury, A. M., Douge, R., & Cialdella, P. (1990). A controlled study of fluvoxamine and exposure in obsessive–compulsive disorder. *International Clinical Psychopharmacology, 5*(1), 17–30.

Cox, C. S., Fedio, P., & Rapoport, J. L. (1989). Neuropsychological testing of obsessive–compulsive adolescents. In J. L. Rapoport (Ed.), *Obsessive–compulsive disorder in children and adolescents* (pp. 73–85). Washington, DC: American Psychiatric Press.

Cromwell, R. L., Palk, B. E., & Foshee, J. G. (1961). Studies in activity level: V. The relationships among eyelid conditioning, intelligence, activity level, and age. *American Journal of Mental Deficiency, 65*, 744–748.

DeVeaugh–Geiss, J., Landau, P., & Katz, R. (1989). Treatment of obsessive compulsive disorder with clomipramine. *Psychiatric Annals, 19*(2), 97–101.

Dollard, J., & Miller, N. E. (1950). *Personality and psychotherapy: An analysis in terms of learning, thinking and culture*. New York: McGraw–Hill.

Ellis, A. (1962). *Reason and emotion in psychotherapy*. Secaucus, NJ: Citadel Press.

Ellis, N. R., Barnett, C. D., & Pryer, M. W. (1960). Operant behavior in mental defectives: Exploratory studies. *Journal of the Experimental Analysis of Behavior, 3*, 63–69.

Ellis, N. R., Woodley–Zanthos, P., Dulaney, C., & Palmer, R. L. (1989). Automatic-effortful processing and cognitive inertia in persons with mental retardation. *American Journal on Mental Retardation, 93*(4), 412–423.

Emmelkamp, P. M., & Beens, H. (1991). Cognitive therapy with obsessive–compulsive disorder: A comparative evaluation. *Behaviour Research and Therapy, 29*(3), 293–300.

Emmelkamp, P. M., de Haan, E., & Hoogduin, C. A. (1990). Marital adjustment and obsessive–compulsive disorder. *British Journal of Psychiatry, 156*, 55–60.

Emmelkamp, P. M., & Kraanen, J. (1977). Therapist-controlled exposure in vivo versus self-controlled exposure in vivo: A comparison with obsessive–compulsive patients. *Behaviour Research and Therapy, 15*(6), 491–495.

Emmelkamp, P. M., & Kwee, K. G. (1977). Obsessional ruminations: A comparison between thought-stopping and prolonged exposure in imagination. *Behaviour Research and Therapy, 15*(5), 441–444.

Emmelkamp, P. M. G., Visser, S., & Hoekstra, R. J. (1988). Cognitive therapy vs. exposure in vivo in the treatment of obsessive–compulsives. *Cognitive Therapy and Research, 12*(1), 103–114.

Flament, M. F., Rapoport, J. L., Berg, C. J., Sceery, W., Kilts, C., Mellstrom, B., & Linnoila, M. (1985). Clomipramine treatment of childhood obsessive–compulsive disorder: A double-blind controlled study. *Archives of General Psychiatry, 42*(10), 977–983.

Foa, E. B., & Chambless, D. L. (1978). Habituation of subjective anxiety during flooding in imagery. *Behaviour Research and Therapy, 16*(6), 391–399.

Foa, E., Grayson, J., & Steketee, G. (1982). Depression, habituation, and treatment outcome in obsessive–compulsives. In J. C. Boulougouris (Ed.), *Practical applications of learning theory approaches to psychiatry* (pp. 129–142). New York: Wiley.

Foa, E. B., Grayson, J. B., Steketee, G. S., Doppelt, H. G., Turner, R. M., & Latimer, P. R. (1983). Success and failure in the behavioral treatment of obsessive–compulsives. *Journal of Consulting and Clinical Psychology, 51*(2), 287–297.

Foa, E. B., Ilai, D., McCarthy, P. R., Shoyer, B., & Murdock, T. (1993). Information processing in obsessive–compulsive disorder. *Cognitive Therapy and Research, 17*(2), 173–189.

Foa, E. B., & Kozak, M. J. (1985). Treatment of anxiety disorders: Implications for psychopathology. In A. H. Tuma & J. D. Maser (Eds.), *Anxiety and the anxiety disorders* (pp. 421–452). Hillsdale, NJ: Erlbaum.

Foa, E. B., & Kozak, M. J. (1986). Emotional processing of fear: Exposure to corrective information. *Psychological Bulletin, 99*(1), 20–35.

Foa, E. B., & Kozak, M. J. (1996). Psychological treatment for obsessive–compulsive disorder. In M. R. Mavissakalian & R. F. Prien (Eds.), *Long-term treatments of anxiety disorders* (pp. 285–309). Washington, DC: American Psychiatric Press.

Foa, E. B., Kozak, M. J., Goodman, W. K., Hollander, E., Jenike, M. A., & Rasmussen, S. A. (1995). DSM–IV field trial: Obsessive–compulsive disorder. *American Journal of Psychiatry, 152*(4), 90–96.

Foa, E. B., Steketee, G., Grayson, J. B., Turner, R. M., & Latimer, P. R. (1984). Deliberate exposure and blocking of obsessive–compulsive rituals: Immediate and long-term effects. *Behavior Therapy, 15*, 450–472.

Foa, E. B., Steketee, G., Kozak, M. J., & Dugger, D. (1987). Effects of imipramine on depression and on obsessive–compulsive symptoms. *Psychiatry Research, 21*(2), 123–136.

Foa, E. B., Steketee, G. S., & Milby, J. B. (1980). Differential effects of exposure and response prevention in obsessive–compulsive washers. *Journal of Consulting and Clinical Psychology, 48*(1), 71–79.

Foa, E. B., Steketee, G., Turner, R. M., & Fischer, S. C. (1980). Effects of imaginal exposure to feared disasters in obsessive–compulsive checkers. *Behaviour Research and Therapy, 18*(5), 449–455.

Foa, E. B., & Tillmanns, A. (1980). The treatment of obsessive–compulsive neurosis. In A. Goldstein & E. B. Foa (Eds.), *Handbook of behavioral interventions: A clinical guide* (pp. 416–500). New York: Wiley.

Fontaine, R., & Chouinard, G. (1985). Fluoxetine in the treatment of obsessive compulsive disorder. *Progress in Neuropsychopharmacology and Biological Psychiatry, 9*(5), 605–608.

Fontaine, R., & Chouinard, G. (1989). Fluoxetine in the long-term maintenance treatment of obsessive compulsive disorder. *Psychiatric Annals, 19*(2), 88–91.

Franks, V., & Franks, C.M. (1950). *Conditioning in defectives and in normals as related to intelligence and mental deficit: The application of a learning theory model to a study of the learning process in the mental defective*. Proceedings of the Conference on the Scientific Study of Mental Deficiency. London.

Freund, B., Steketee, G. S., & Foa, E. B. (1987). Compulsive activity checklist (CAC): Psychometric analysis with obsessive–compulsive disorder. *Behavioral Assessment, 9*, 67–79.

Goodman, W. K., Price, L. H., Rasmussen, S. A., Mazure, C., Delgado, P., Heninger, G. R., & Charney, D. S. (1989). The Yale–Brown Obsessive Compulsive Scale: II. Validity. *Archives of General Psychiatry, 46*(11), 1012–1016.

Goodman, W. K., Price, L. H., Rasmussen, S. A., Mazure, C., Fleishmann, R. L., Hill, C. L., Heninger, G. R., & Charney, D. S. (1989). The Yale–Brown Obsessive Compulsive Scale: I. Development, use, and reliability. *Archives of General Psychiatry, 46*(11), 1006–1011.

Gow, L., & Ward, J. (1985). The use of verbal self-instruction training for enhancing generalization outcomes with persons with an intellectual disability. *Australia and New Zealand Journal of Developmental Disabilities, 11*(3), 157–168.

Greist, J. H., Jefferson, J. W., Kobak, K. A., Katzelnick, D. J., Serlin, R. C. (1995). Efficacy and tolerability of serotonin transport inhibitors in obsessive–compulsive disorder: A meta-analysis. *Archives of General Psychiatry, 52*(1), 53–60.

Guidollet, B., Bolognini, M., Plancherel, B., & Bettschart, W. (1988). Language and communicative strategies of mentally retarded adolescents. *Psychiatrie and Psychobiologie, 3*(3), 171–180.

Head, D., Bolton, D., & Hymas, N. (1989). Deficit in cognitive shifting ability in patients with obsessive–compulsive disorder. *Biological Psychiatry, 25*(7), 929–937.

Hembree, E. A., Cohen, A., Riggs, D. S., Kozak, M. J., & Foa, E. B. (1993). *The long-term efficacy of behavior therapy and serotonergic medications in the treatment of obsessive–compulsive ritualizers*. Unpublished manuscript.

Hiss, H., & Kozak, M. J. (1991). Exposure treatment of obsessive compulsive disorder in the mentally retarded. *The Behavior Therapist, 14*, 163–167.

Hodgson, R. J., & Rachman, S. (1972). The effects of contamination and washing in obsessional patients. *Behaviour Research and Therapy, 10*(2), 111–117.

Hodgson, R. J., & Rachman, S. (1977). Obsessional–compulsive complaints. *Behavior Research and Therapy, 15*(5), 389–395.

Hodgson, R. J., Rachman, S., & Marks, I. M. (1972). The treatment of chronic obsessive–compulsive neurosis: Follow-up and further findings. *Behaviour Research and Therapy, 10*(2), 181–189.

Hollander, E. (1989). *Body dysmorphic disorder and its relationship to obsessive–compulsive disorder*. Unpublished manuscript.

Hornsveld, R. H., Kraaimaat, F. W., & van Dam–Baggen, R. M. (1979). Anxiety/discomfort and handwashing in obsessive–compulsive and psychiatric control patients. *Behaviour Research and Therapy, 17*(3), 223–228.

Hudson, J. I., Pope, H. G., Yurgelun–Todd, D., Jonas, J.M., & Frankenburg, F. R. (1987). A controlled study of lifetime prevalence of affective and other psychiatric disorders in bulimic outpatients. *American Journal of Psychiatry, 144*(10), 1283–1287.

Hurley, A. D., & Sovner, R. (1984). Diagnosis and treatment of compulsive behaviors in mentally retarded persons. *Psychiatric Aspects of Mental Retardation Reviews, 3*(10), 37–40.

Insel, T. R., & Akiskal, H. S. (1986). Obsessive–compulsive disorder with psychotic features: A phenomenologic analysis. *American Journal of Psychiatry, 143*(12), 1527–1533.

Insel, T. R., Donnelly, E. F., Lalakea, M. L., Alterman, I. S., & Murphy, D. L. (1983). Neurological and neuropsychological studies of patients with obsessive–compulsive disorder. *Biological Psychiatry, 18*(7), 741–751.

Insel, T. R., Mueller, E. A., Alterman, I. S., Linnoila, M., & Murphy, D. L. (1985). Obsessive–compulsive disorder and serotonin: Is there a connection? *Biological Psychiatry, 20*(11), 1174–1188.

Insel, T. R., Murphy, D. L., Cohen, R. M., Alterman, I. S., Kilts, C., & Linnoila, M. (1983). Obsessive–compulsive disorder: A double-blind trial of clomipramine and clorgyline. *Archives of General Psychiatry, 40*(6), 605–612.

Jenike, M. A. (1992). Pharmacologic treatment of obsessive compulsive disorders. *Psychiatric Clinics of North America, 15*(4), 895–919.

Jenike, M. A., Buttolph, L., Baer, L., Ricciardi, J., & Holland, A. (1989). Open trial of fluoxetine in obsessive–compulsive disorder. *American Journal of Psychiatry, 146*(7), 909–911.

Joffe, R. T., & Swinson, R. P. (1991). *Biological aspects of obsessive compulsive disorder*. Paper prepared for the DSM–IV committee on obsessive compulsive disorder.

Karno, M., Golding, J. M., Sorenson, S. B., & Burnam, M. A. (1988). The epidemiology of obsessive–compulsive disorder in five U.S. communities. *Archives of General Psychiatry, 45*(12), 1094–1099.

Kasvikis, Y. G., Tsakiris, F., Marks, I. M., Basoglu, M., & Noshirvani, H. F. (1986). Past history of anorexia nervosa in women with obsessive–compulsive disorder. *International Journal of Eating Disorders, 5*(6), 1069–1075.

Kaufman, M. E., & Levitt, H. (1965). A study of three stereotyped behaviors in institutionalized mental defectives. *American Journal of Mental Deficiency, 69*, 467–473.

Kazarian, S. S., Evans, D. R., & Lefave, K. (1977). Modification and factorial analysis of the Leyton Obsessional Inventory. *Journal of Clinical Psychology, 33*(2), 422–425.

Kenny, F. T., Mowbray, R. M., & Lalani, S. (1978). Faradic disruption of obsessive ideation in the treatment of obsessive neurosis: A controlled study. *Behavior Therapy, 9*, 209–221.

Kenny, F. T., Solyom, L., & Solyom, C. (1973). Faradic disruption of obsessive ideation in the treatment of obsessive neurosis. *Behavior Therapy, 4*, 448–457.

Kolb, L. C. (1973). *Modern clinical psychiatry* (8th ed.). Philadelphia: Saunders.

Kozak, M. J., & Foa, E. B. (1994). Obsessions, overvalued ideas, and delusions in obsessive compulsive disorder. *Behavior Research and Therapy, 32*(3), 343–353.

Kozak, M. J., Foa, E. B., & Steketee, G. (1988). Process and outcome of exposure treatment with obsessive–compulsives: Psychophysiological indicators of emotional processing. *Behavior Therapy, 19*, 157–169.

Laessle, R. G., Kittl, S., Fichter M. M., Wittchen, H. U., & Pirke, K. M. (1987). Major affective disorder in anorexia nervosa and bulimia: A descriptive diagnostic study. *British Journal of Psychiatry, 151*, 785–789.

Lang, P. J. (1979). A bio-informational theory of emotional imagery. *Psychophysiology, 16*(6), 495–512.

Leckman, J. F., & Chittenden, E. H. (1990). Gilles de La Tourette's syndrome and some forms of obsessive–compulsive disorder may share a common genetic diathesis. *L'Encephale, 16*, 321–323.

Lelliott, P. T., Noshirvani, H. F., Basoglu, M., Marks, I. M., & Monteiro, W. O. (1988). Obsessive–compulsive beliefs and treatment outcome. *Psychological Medicine, 18*(3), 697–702.

Leonard, H. L., Lenane, M. C., & Swedo, S. (1993). Obsessive–compulsive disorder. *Child and Adolescent Psychiatric Clinics of North America: Anxiety Disorders*, 2(4), 655–666.

Lucey, J. V., Butcher, G., Clare, A. W., & Dinan, T. G. (1993). The anterior pituitary responds normally to protirelin in obsessive–compulsive disorder: Evidence to support a neuroendocrine serotonergic deficit. *Acta Psychiatrica Scandinavica, 87*(6), 384–388.

Mallya, G. K., White, K., Waternaux, C., & Quay, S. E. (1992). Short- and long-term treatment of obsessive–compulsive disorder with fluvoxamine. *Annals of Clinical Psychiatry, 4*, 77–80.

March, J. S., & Mulle, K. (1993). *"How I ran OCD off my land": A cognitive–behavioral program for the treatment of obsessive–compulsive disorder in children and adolescents*. Unpublished manuscript.

March, J. S., Mulle, K., & Herbel, B. (1994). Behavioral psychotherapy for children and adolescents with obsessive–compulsive disorder: An open trial of a new protocol-driven treatment package. *Journal of the American Academy of Child and Adolescent Psychiatry, 33*(3), 333–341.

Marks, I. M., Lelliott, P., Basoglu, M., Noshirvani, H., Monteiro, W., Cohen, D., & Kasvikis, Y. (1988). Clomipramine, self-exposure, and therapist-aided exposure for obsessive–compulsive rituals. *British Journal of Psychiatry, 152*, 522–534.

Marks, I. M., Stern, R. S., Mawson, D., Cobb, J., & McDonald, R. (1980). Clomipramine and exposure for obsessive–compulsive rituals: I. *British Journal of Psychiatry, 136*, 1–25.

Matson, J. L. (1982). Treating obsessive–compulsive behavior in mentally retarded adults. *Behavior Modification, 6*(4), 551–567.

McFall, M. E., & Wollersheim, J. P. (1979). Obsessive–compulsive neurosis: A cognitive–behavioral formulation and approach to treatment. *Cognitive Therapy and Research, 3*(4), 333–348.

Merill, E. C. (1985). Differences in semantic processing speed of mentally retarded and nonretarded persons. *American Journal of Mental Deficiency, 90*(1), 71–80.

Meyer, V. (1966). Modification of expectations in cases with obsessional rituals. *Behaviour Research and Therapy, 4*(4), 273–280.

Meyer, V., & Levy, R. (1973). Modification of behavior in obsessive–compulsive disorders. In H. E. Adams & P. Unikel (Eds.), *Issues and trends in behavior therapy* (pp. 77–136). Springfield, IL: Charles C. Thomas.

Meyer, V., Levy, R., & Schnurer, A. (1974). The behavioural treatment of obsessive–compulsive disorders. In H. R. Beech (Ed.), *Obsessional states* (pp. 233–258). London: Methuen.

Montgomery, S. A. & Manceaux, A. (1992). Fluvoxamine in the treatment of obsessive compulsive disorder. *International Clinical Psychopharmacology, 7* (Suppl. 1), 5–9.

Montgomery, S. A., McIntyre, A., Osterheider, M., Sarteschi, P., Zitterl, W., Zohar, J., Birkett, M., & Wood, A. J. (1993). A double-blind, placebo-controlled study of fluoxetine in patients with DSM–III–R obsessive–compulsive disorder. The Lilly European OCD Study Group. *European Neuropsychopharmacology, 3*(2), 143–152.

Mowrer, O. H. (1939). A stimulus–response analysis of anxiety and its role as a reinforcing agent. *Psychological Review, 46*(6), 553–565.

Mowrer, O. H. (1960). *Learning theory and behavior*. New York: Wiley.

O'Connor, K., & Robillard, S. (1995). Inference processes in obsessive compulsive disorder: Some clinical observations. *Behaviour Research and Therapy, 33*(8), 887–896.

Ollendick, T. H., & Ollendick, D. G. (1982). Anxiety disorders. In J. L. Matson & R.P. Barrett (Eds.), *Psychopathology in the mentally retarded* (pp. 77–119). New York: Grune & Stratton.

Ost, L. G. (1989). One-session treatment for specific phobias. *Behaviour Research and Therapy, 27*(1), 1–7.

O'Sullivan, G., Noshirvani, H., Marks, I., Monteiro, W., & Lelliott, P. (1991). Six-year follow-up after exposure and clomipramine therapy for obsessive–compulsive disorder. *Journal of Clinical Psychiatry, 52*(4), 150–155.

Pato, M. T., Zohar-Kadouch, R., Zohar, J. & Murphy, D. L. (1988). Return of symptoms after discontinuation of clomipramine in patients with obsessive–compulsive disorder. *American Journal of Psychiatry, 145*(12), 1521–1525.

Pauls, D. L. (1989). *The inheritance and expression of obsessive–compulsive behaviors*. Proceedings of the American Psychiatric Association, San Francisco, CA.

Pauls, D. L., Towbin, K. E., Leckman, J. F., Zahner, G. E., & Cohen, D. J. (1986). Gilles de la Tourette's Syndrome and obsessive–compulsive disorder: Evidence supporting a genetic relationship. *Archives of General Psychiatry, 43*(12), 1180–1182.

Peck, C. L. (1977). Desensitization for the treatment of fear in the high-level adult retardate. *Behaviour Research and Therapy, 15*(2), 137–148.

Perse, T. (1988). Obsessive–compulsive disorder: A treatment review. *Journal of Clinical Psychiatry, 49*(2), 48–55.

Perse, T. L., Greist, J. H., Jefferson, J. W., Rosenfeld, R., & Dar, R. (1987). Fluvoxamine treatment of obsessive–compulsive disorder. *American Journal of Psychiatry, 144*(12), 1543–1548.

Pilkington, T. L. (1972). Psychiatric needs of the subnormal. *British Journal of Mental Subnormality, 18*(35, Pt. 2), 66–70.

Pitman, R. K., Green, R. C., Jenike, M. A., & Mesulam, M. M. (1987). Clinical comparison of Tourette's disorder and obsessive–compulsive disorder. *American Journal of Psychiatry, 144*(9), 1166–1171.

Price, L. H., Goodman, W. K., Charney, D. S., Rasmussen, S. A., & Heninger, G. R. (1987). Treatment of severe obsessive–compulsive disorder with fluvoxamine. *American Journal of Psychiatry, 144*(8), 1059–1061.

Rabavilas, A. D., & Boulougouris, J. C. (1974). Physiological accompaniments of ruminations, flooding and thought-stopping in obsessive patients. *Behaviour Research and Therapy, 12*(3), 239–243.

Rabavilas, A. D., Boulougouris, J. C., & Stefanis, C. (1976). Duration of flooding sessions in the treatment of obsessive–compulsive patients. *Behaviour Research and Therapy, 14*(5), 349–355.

Rachman, S. (1976). The modification of obsessions: A new formulation. *Behaviour Research and Therapy, 14*(6), 437–443.

Rachman, S., & DeSilva, P. (1978). Abnormal and normal obsessions. *Behaviour Research and Therapy, 16*(4), 233–248.

Rachman, S., DeSilva, P., & Roper, G. (1976). The spontaneous decay of compulsive urges. *Behaviour Research and Therapy, 14*(6), 445–453.

Rachman, S., Marks, I. M., & Hodgson, R. (1973). The treatment of obsessive–compulsive neurotics by modelling and flooding in vivo. *Behaviour Research and Therapy, 11*(4), 463–471.

Rachman, S. J., & Wilson, G. T. (1980). *The effects of psychological therapy* (2nd ed.). Oxford, England: Pergamon Press.

Rapoport, J. L., Swedo, S.E., & Leonard, H. L. (1992). Childhood obsessive compulsive disorder. *Journal of Clinical Psychiatry, 53*, 11–16.

Rapoport, J., & Wise, S. P. (1988). Obsessive–compulsive disorder: Evidence for basal ganglia dysfunction. *Psychopharmacology Bulletin, 24*(3), 380–384.

Rasmussen, S. A., & Eisen, J. L. (1989). Clinical features and phenomenology of obsessive compulsive disorder. *Psychiatric Annals, 19*(2), 67–73.

Rasmussen, S. A., & Eisen, J. L. (1990). Epidemiology of obsessive compulsive disorder. *Journal of Clinical Psychiatry, 51*, 10–13.

Rasmussen, S. A., & Tsuang, M. T. (1986). Clinical characteristics and family history in DSM–III obsessive–compulsive disorder. *American Journal of Psychiatry, 143*(3), 317–322.

Rauch, S. L., Jenike, M. A., Alpert, N. M., Baer, L., Breiter, H. C., Savage, C. R., & Fischman, A. J. (1994). Regional cerebral blood flow measured during symptom provocation in obsessive–compulsive disorder using oxygen 15-labeled carbon dioxide and positron emission tomography. *Archives of General Psychiatry, 51*(1), 62–70.

Reed, G. F. (1985). *Obsessional experience and compulsive behaviour: A cognitive structural approach*. Orlando, FL: Academic Press.

Reid, A. H. (1985). Psychiatric disorders. In A. M. Clarke, A. D. Clarke, & J. M. Berg (Eds.), *Mental deficiency: The changing outlook*, (4th ed., pp. 278–325). New York: Te Free Press.

Riggs, D. S., Hiss, H., & Foa, E. B. (1992). Marital distress and the treatment of obsessive–compulsive disorder. *Behavior Therapy, 23*, 585–597.

Roper, G., & Rachman, S. (1976). Obsessional–compulsive checking: Experimental replication and development. *Behaviour Research and Therapy, 14*(1), 25–32.

Roper, G., Rachman, S., & Hodgson, R. (1973). An experiment on obsessional checking. *Behaviour Research and Therapy, 11*(3), 271–277.

Saccuzzo, D. P., & Michael, B. (1984). Speed of information processing and structural limitations by mentally retarded and dual-diagnosed retarded-schizophrenic persons. *American Journal of Mental Deficiency, 89*(2), 187–194.

Salkovskis, P. M. (1985). Obsessional compulsive problems: A cognitive behavioral analysis. *Behaviour Research and Therapy, 23*(5), 571–583.

Salkovskis, P. M., & Warwick, H. M. (1985). Cognitive therapy of obsessive–compulsive disorder: Treating treatment failures. *Behavioural Psychotherapy, 13*, 243–255.

Schilder, P. (1938). The organic background of obsessions and compulsions. *American Journal of Psychiatry, 94*(6), 1397–1416.

Sher, K. J., Frost, R.O., Kushner, M., Crews, T. M., & Alexander, J. E. (1989). Memory deficits in compulsive checkers: Replication and extension in a clinical sample. *Behaviour Research and Therapy, 27*(1), 65–69.

Sher, K. J., Frost, R. O., & Otto, R. (1983). Cognitive deficits in compulsive checkers: An exploratory study. *Behaviour Research and Therapy, 21*(4), 357–363.

Spitzer, R. L., Williams, J. B. W., Gibbon, M., & First, M. B. (1990) *User's guide for the Structured Clinical Interview for DSM–III–R*. Washington, DC: American Psychiatric Press.

Steketee, G. S., Foa, E. B., & Grayson, J. B. (1982). Recent advances in the treatment of obsessive–compulsives. *Archives of General Psychiatry, 39*(12), 1365–1371.

Stern, R. S. (1978). Obsessive thoughts: The problem of therapy. *British Journal of Psychiatry, 133*, 200–205.

Stern, R. S., Lipsedge, M. S., & Marks, I. M. (1973). Obsessive ruminations: A controlled trial of thought-stopping technique. *Behaviour Research and Therapy, 11*(4), 659–662.

Stern, R. S., Marks, I. M., Wright, J., & Luscombe, D. K. (1980). Clomipramine: Plasma levels, side effects and outcome in obsessive–compulsive neurosis. *Postgraduate Medical Journal, 56*(Suppl. 1), 134–139.

Swedo, S. E., Rapoport, J. L., Leonard H., Lenane, M., Cheslow, D. (1989). Obsessive compulsive disorders in children and adolescents: Clinical phenomenology of 70 consecutive cases. *Archives of General Psychiatry, 46*(4), 335–341.

Thoren, P., Asberg, M., Bertilsson, L., Mellstrom, B., Sjoqvist, F., & Traskman, L. (1980). Clomipramine treatment of obsessive–compulsive disorder: II. Biochemical aspects. *Archives of General Psychiatry, 37*(11), 1289–1294.

Thoren, P., Asberg, M., Cronholm, B., Jornestedt, L., & Traskman, L. (1980). Clomipramine treatment of obsessive-compulsive disorder: I. A controlled clinical trial. *Archives of General Psychiatry, 37*(11), 1281–1285.

Tynes, L. L., White, K., & Steketee, G. S. (1990). Toward a new nosology of obsessive compulsive disorder. *Comprehensive Psychiatry, 31*(5), 465–480.

van Engeland, H., de Hann, E., & Buitelaar, J. (1994). Behavioral treatment of children and adolescents with obsessive compulsive disorder. Abstract: International Association for Child and Adolescent Psychiatry and Allied Professions, Annual Meeting, San Francisco.

van Oppen, P., de Haan, E., van Balkom, A. J., Spinhoven, P., Hoogduin, K., & van Dyck, R. (1995). Cognitive therapy and exposure in vivo in the treatment of obsessive-compulsive disorder. *Behaviour Research and Therapy, 33*(4), 379–390.

Vitiello, B., Spreat, S., & Behar, D. (1989). Obsessive-compulsive disorder in mentally retarded patients. *Journal of Nervous and Mental Disease, 177*(4), 232–236.

von Domarus, E. (1944). The specific laws of logic in schizophrenia. In J. Kasanin (Ed.), *Language and thought in schizophrenia* (pp. 104–114). New York: Norton.

Weizman, A., Carmi, M., Hermesh, H., Shahar, A., Apter, A., Tyano, S., & Rehavi, M. (1985). High-affinity imipramine binding and serotonin uptake platelets of adolescent and adult obsessive compulsive patients [Summary]. Abstract, 4th International Congress of Biological Psychiatry, Philadelphia.

Zohar, J., & Insel, T. R. (1987a). Drug treatment of obsessive-compulsive disorder. *Journal of Affective Disorders, 13*(2), 193–202.

Zohar, J., & Insel, T. R.(1987b). Obsessive-compulsive disorder: Psychobiological approaches to diagnosis, treatment, and pathophysiology. *Biological Psychiatry, 22*, 667–687.

Zohar, J., Mueller, E. A., Insel, T. R., Zohar-Kaduch, R. C., & Murphy, D. L. (1987). Serotonergic responsivity in obsessive-compulsive disorder: Comparison of patients and healthy controls. *Archives of General Psychiatry, 44*(11), 946–951.

附录
治疗师和患者表格

收集信息：第一阶段

治疗师姓名＿＿＿＿＿＿＿＿＿＿＿＿ 日期＿＿＿＿＿＿
患者姓名＿＿＿＿＿＿＿＿＿＿＿＿＿＿＿＿＿＿＿＿＿
地址＿＿＿＿＿＿＿＿＿＿＿＿＿＿＿＿＿＿＿＿＿＿＿

电话号码＿＿＿＿＿＿＿＿＿＿＿＿＿＿＿＿＿＿＿＿＿
患者年龄＿＿＿＿＿＿＿＿＿ 婚姻状况＿＿＿＿＿＿＿＿
孩子的数量及年龄＿＿＿＿＿＿＿＿＿＿＿＿＿＿＿＿＿

生活安排＿＿＿＿＿＿＿＿＿＿＿＿＿＿＿＿＿＿＿＿＿

现在的生活状况＿＿＿＿＿＿＿＿＿＿＿＿＿＿＿＿＿＿

强迫观念（焦虑/不愉快的唤起性材料）

外部线索：焦虑/不愉快的来源（如粪便、尿、父母、故乡）

内部线索：想法、想象、冲动、怀疑（如“上帝是坏蛋”）

躯体感觉（如心悸、出汗）

______

______

______

结果：来自外部原因的伤害（如害怕因为使用公共厕所而患上性病）

______

______

______

来自内部线索的伤害（“我要发疯了”）

______

______

______

来自经历长期高度焦虑的伤害

______

______

______

回避模式：

消极回避______

______

______

仪式______

______

______

回避与害怕的线索之间的关系______

______

______

______

问题开始时的环境事件______

______

______

______

问题的发展历史______

______

______

______

对强迫症问题及其他问题的精神病治疗历史

____

____

____

____

一般史：

病史____

____

____

____

教育史____

____

____

____

工作史____

____

____

____

过去和现在与父母的关系________________________

____

____

____

过去和现在与兄弟姐妹的关系____________________

____

____

____

过去与朋友的关系______________________________

____

____

恋爱/性生活史_________________________________

____

____

过去和现在与配偶的关系________________________

____

收集信息：第二阶段

治疗师姓名________________________________ 日期__________

患者姓名____

对自我监测的解释______________________________________

____

____

强迫观念（焦虑/不愉快的唤起性材料）

外部线索（特殊情境、环境和/或物体）

线索	SUDs	治疗次数*
1.		
2.		
3.		
4.		
5.		
6.		
7.		
8.		
9.		
10.		
11.		
12.		
13.		
14.		
15.		

* 对每一个线索，指定哪天安排暴露治疗。在前 5 次治疗中必须包含所有的项目。

内部线索［想法、想象或冲动（如“上帝是坏蛋”）或躯体感觉］

线索	SUDs	治疗次数*
1.		
2.		
3.		
4.		
5.		
6.		
7.		
8.		
9.		
10.		

后果［来自外部原因的伤害（如“如果我使用公共厕所，我就会得性病”）、内部线索或长期焦虑］

伤害的类型	SUDs
1.	
2.	
3.	
4.	
5.	
6.	

* 对每一个线索，指定哪天安排暴露治疗。在前 5 次治疗中必须包含所有的项目。

回避行为

消极回避（特殊情境）

	情境	SUDs
1.		
2.		
3.		
4.		
5.		
6.		
7.		
8.		
9.		
10.		
11.		
12.		
13.		
14.		
15.		

仪式（详细描述每日常规）

1. ______________________________

____

____

____

____

2. ____

____

____

____

____

3. ____

____

____

____

____

4. ____

____

____

____

____

5. ____

____

____

____

____

治疗师表格：暴露次数

治疗师姓名________________________ 次数__________

患者姓名__________________________ 日期__________

抑郁初始______________ 焦虑初始______________

仪式化的初始动机______________________________

反应阻止：有什么违反规定的吗？ □有 □没有

如果有，请描述________________________________

____

____

检查家庭作业：在家庭作业上你花费了多长时间？

____

____

请描述 SUDs 模式和仪式化的动机______________________

____

____

请描述想象暴露______________________________

____

____

请描述真实暴露______________________________

____

____

____

想象暴露	SUDs			**真实暴露**	SUDs
开始时	______			开始时	______
5 分钟	______			5 分钟	______
10 分钟	______			10 分钟	______
15 分钟	______	**生动性**	______	15 分钟	______
20 分钟	______			20 分钟	______
25 分钟	______			25 分钟	______
30 分钟	______			30 分钟	______
35 分钟	______	**生动性**	______	35 分钟	______
40 分钟	______			40 分钟	______
45 分钟	______			45 分钟	______

评语____

____

____

____

家庭作业说明______________________________________

____

____

____

____

最终抑郁____________________ 最终焦虑____________________

仪式化的最终动机__________________________________

暴露家庭作业

次数________________________________ 日期________________

1. 练习的情境____

____

____

练习的时间____

	SUDs		SUDs
开始	________	40 分钟	________
10 分钟	________	50 分钟	________
20 分钟	________	60 分钟	________
30 分钟	________		

2. 练习的情境____

____

____

____

练习的时间____

	SUDs		SUDs
开始	________	40 分钟	________
10 分钟	________	50 分钟	________
20 分钟	________	60 分钟	________
30 分钟	________		

家庭作业录音

录音数目

SUDs

	前期	**高峰**	**最终**
45 分钟			
45 分钟			

对难度的解释____

____

____

____

患者仪式防止的说明：清洗

- 治疗期间，你的身体不准沾水：不能洗手，不能用湿毛巾，不能洗衣服。
- 你可以使用乳霜和其他化妆品（痱子粉、防臭剂等），如果你不是用它们来减少你的被污染的感觉。
- 使用电动剃须刀剃须。
- 可以喝水或用水刷牙，但要注意不能让水沾到你的脸上或手上。
- 在监督下，你可以每 3 天洗一次 10 分钟的澡，包括洗头发在内。在淋浴室禁止仪式化或重复性清洗身体的特殊部位（如生殖器、头发）。淋浴时间要由你的支持者限定，但他（或她）不需要直接观察你。
- 特殊情况可以例外，例如医学上必须清洗的情况，这要与你的治疗师商量。
- 在家里，如果你有很想要清洗的冲动而又怕自己忍不住时，可以跟你的支持者聊天，让他（或她）跟你在一起直到这种冲动降低到你可以控制的水平。
- 你的支持者必须向治疗师汇报观察到的你违反反应阻止规定的情况。他（或她）必须试图通过严肃的口头坚持去阻止这样的犯规行为，但不能使用身体暴力或争吵。如果你同意，支持者可以关掉水龙头。

特别说明____

____

____

____

____

____

____

患者仪式防止的说明：检查

- 从第一次暴露和反应组织开始，你就不能进行任何仪式化的行为了。
- 对大多数项目来说，只允许“正常”的检查（如只能对门锁检查一次）。
- 禁止对任何通常不需要检查的项目（如要丢弃的空信封）进行检查。
- 不寻常的情况下可以例外，但你必须首先与你的治疗师商量。
- 在家里，如果你有想要检查的冲动而担心自己忍不住时，可以跟你的支持者聊天，让他（或她）跟你在一起直到这种冲动降低到你可以控制的水平。
- 你的支持者必须向治疗师汇报观察到的你违反反应阻止规定的情况。他（或她）必须试图通过严肃的口头坚持去阻止这样的犯规行为，但不能使用身体暴力或争吵。

特别说明____

____

____

____

____

____

____

____

____

____

____

____

____

____

“正常”行为的说明：清洗

- 每天淋浴时间不能超过 10 分钟。
- 每天洗手时间不能超过 30 秒。
- 在以下情况下限制洗手：
  饭前；
  用完浴室后；
  抓过油腻的或显然很脏的东西之后。
- 继续故意把自己暴露在曾经让你烦恼的物体或情境中，每周一次。
- 如果某些物体或情境仍然会让你感到烦恼不安，每周把自己暴露在其中两次。
- 不要回避引起不舒服感觉的情境。如果你发现自己有回避某个情境的倾向，要重视并且故意面对它，每周至少两次。

其他规则________________________________

“正常”行为的说明：检查

- 对那些曾经触发检查冲动的物体或情境不要进行超过一次的任何重复性检查。
- 不要检查（甚至一次都不行）治疗师建议你不必检查的情境。
- 不要回避触发检查冲动的情境。如果你发现自己有回避的倾向，要故意面对这些情境，每周至少两次，并要练习控制不去检查。
- 不要试图通过把检查的责任分派给朋友或家人来避免检查。

其他规则____

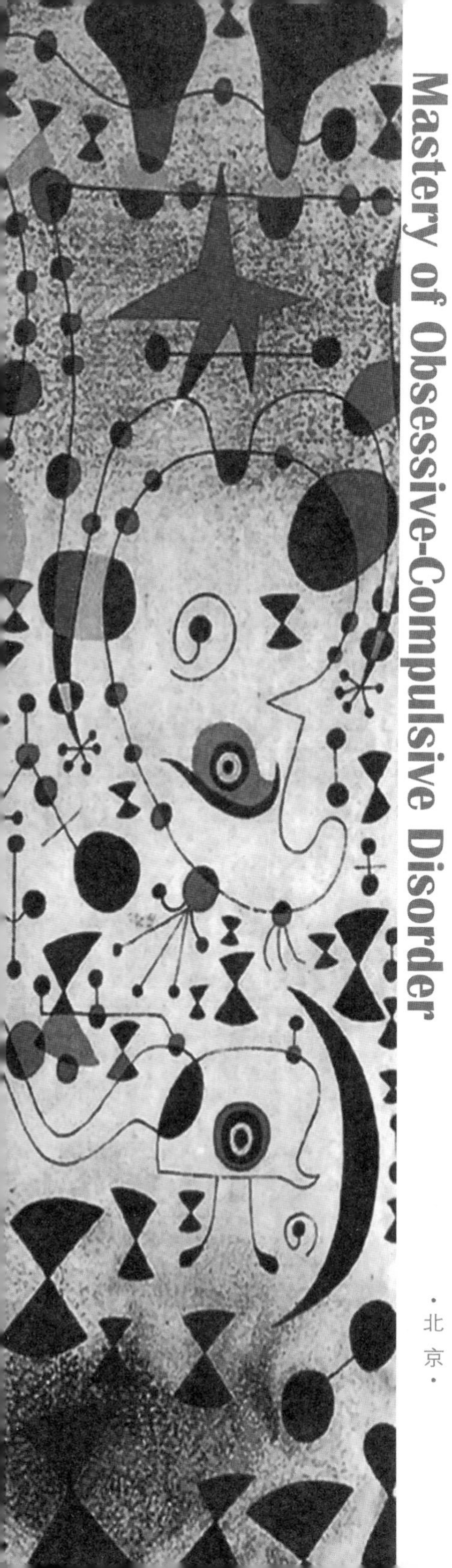

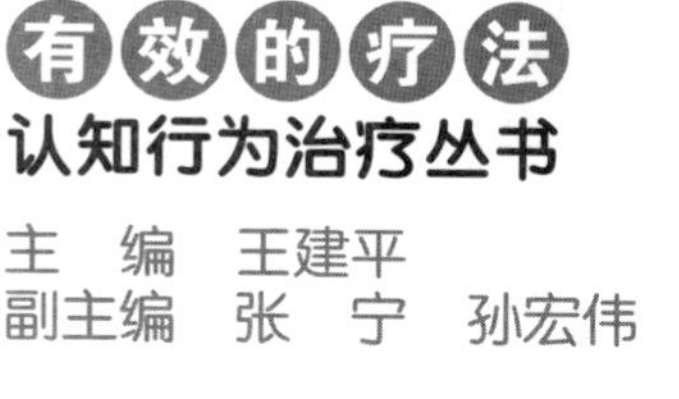

认知行为治疗丛书

主　编　王建平
副主编　张　宁　孙宏伟

战胜强迫症
自助手册

[美] 埃德娜·B·福阿（Edna B. Foa）
迈克尔·J·科萨（Michael J. Kozak）　著
孙宏伟　杨春燕　译

中国人民大学出版社
·北京·

Mastery of Obsessive-Compulsive Disorder: A Cognitive-Behavioral Approach, Therapist Guide by Michael J. Kozak, Edna B. Foa
ISBN: 9780195186826

Mastery of Obsessive-Compulsive Disorder, Client Workbook by Edna B. Foa, Michael J. Kozak
ISBN: 9780195186833

Mastery of Obsessive-Compulsive Disorder: A Cognitive-Behavioral Approach, Therapist Guide & Workbook was originally published in English in 1997. This translation is published by arrangement with Oxford University Press.

目　录

CONTENTS

第一章　认识强迫症 /1
引言 /1
什么是 OCD? /1
案例 1:对污物和细菌的忧虑 /2
案例 2:关于伤害别人的担忧 /3
强迫症的类型 /4
清洗和清洁 /4
检查 /5
重复 /5
排序分类 /6
囤积 /6
精神仪式 /6
"单纯"型强迫观念 /7
你有强迫症吗? /7
强迫症的普遍性及发展进程 /10
与强迫症相关的其他障碍 /11
引发强迫症的原因 /12
怎样对抗强迫症? /13
治疗选择 /14
药物疗法 /14
暴露疗法 /16
行为疗法可以和药物相结合吗? /18
你在服用非血清素吸收抑制剂药物吗? /18
你会从行为治疗计划中获得什么好处? /19
你会付出什么代价? /20
第二章　识别强迫症 /23
强迫观念 /25

CONTENTS

区别强迫症与其他心理问题 / 29
你应该寻求专业的帮助吗? / 31

第三章　认识强迫症的认知行为疗法 / 32
什么是强迫症的认知行为疗法? / 32
什么是暴露? / 32
什么是仪式阻止? / 34
为什么你应该进行暴露治疗和仪式阻止? / 34
暴露练习中的情感投入 / 37

第四章　设计治疗计划 / 38
治疗开始 / 38
创建你的想象暴露练习 / 39
计划想象暴露练习 / 41
计划真实暴露练习 / 42
计划停止仪式行为 / 44
如何监控你的仪式行为 / 44
停止仪式行为的指导方针示例 / 46
为你的治疗计划安排时间 / 47
制订治疗计划的日程表 / 47
告知家人和/或朋友 / 47
选择一位支持者 / 49
开始暴露和仪式阻止练习 / 49

第五章　暴露治疗计划模式 / 51
清洗仪式的暴露治疗计划模型 / 51
清洗行为的集中暴露练习日程表 / 51
清洗行为的非集中暴露练习日程表 / 57
检查和重复仪式的暴露治疗计划模型 / 58
检查和重复行为的集中性暴露练习日程表 / 59
检查和重复行为的非集中性暴露练习日程表 / 63
从检查和重复行为的暴露治疗中获得最大的益处 / 64
囤积仪式的暴露模型治疗计划模型 / 66
囤积行为的集中暴露练习日程表 / 67
囤积行为的非集中暴露练习日程表 / 70
排序仪式的暴露治疗模型 / 71

排序行为的集中暴露练习日程表 / 72
排序行为的非集中暴露练习日程表 / 75
怎样处理精神仪式？/ 75

第六章　获取治疗计划的最大价值 / 77
培养面对可怕情境的勇气 / 77
危险的野兽或纸老虎 / 78
尽早面对最令人痛苦的情境 / 78
计划好最困难的暴露练习 / 78
什么是勇气？/ 80
冒险 / 80
中级难度练习介绍 / 81
解决与暴露练习无关的问题 / 81
处理治疗进展缓慢的方式 / 82

第七章　将你所学到的东西扩展应用到日常生活中 / 83
回到实际日程中来 / 84
你需要日常练习的指导吗？/ 84

第八章　保持成果 / 86
自我暴露的原则 / 87
应对压力的方法 / 87
告知家人和朋友 / 88
用新的行为来填充强迫症留下的空间 / 89

第一章 认识强迫症

引言

这本工作手册会帮助你识别强迫症的症状和发展，并通过实践一系列的练习来减少这些症状。

什么是 OCD？

强迫症（OCD）是一组症状名为强迫观念和强迫行为习惯的集合。这些习惯包括自身的思考、感受和行为，是非常痛苦、徒劳而又很难自己克服的。通常这些习惯包括思想、表象或者是突如其来的念头，往往是你自己并不想要却习惯性地出现在你的脑海中的。有了这些想法，你便会有不情愿、极其不舒服或是焦虑的感觉，还有强烈的愿望要做些事情来解救这种痛苦。比如，一个人可能想自己会因某些细菌生病，或者是不小心给别人造成了伤害。这些想法导致此人极其痛苦。因此，人们便会习惯于思考出各种奇怪的想法或是做出某种行为来保护自己或他人，或是仅仅为了减少这种痛苦。这些习惯就称为仪式。

不幸的是，这些仪式并不总是奏效：痛苦只会在很短的一段时间内得到缓解，然后又会再次出现。在大多数情况下，你会发现自己越来越多地做仪式性的行为，以试图消除自身的焦虑。但这些仪式并不能永久性地缓解这种痛苦，不久你就会花大量的时间和精力在这些仪式上（不论这些仪式再怎么不管用），以至于你生活的其他方面也受到严重干扰。

你受控于自己闯入性的忧虑吗？你有没有强迫性地一遍又一遍地重复一些想法和动作？大部分人有时都会有一些令人厌烦的担忧，但他们并没有因为这些担忧而过分地消耗自己的精力。比如，孩子放学回家晚了，父母可能会经常担心自己孩子的安全。但是对于大部分人来说，他们并没有因为这样的忧虑而感到不快。当孩子最终安全到家的时候，担忧就会自然消失。有强迫症体验的人会有一些不现实的担忧，而且这些担心还不容易退去。举个例子来说，一个母亲有一种强迫性的想法，认为自己会故意伤害她的孩子。这样的强迫观念有时感觉像是一种强烈要去伤害的冲动。即使她是爱孩子的，而且也绝不会伤害自己的孩子，但是这种观念还是持续不断地占据着她的内心。

强迫症另一个常见的特征是重复动作，比如洗手、检查、分类排序或是超出实际需要地对物体的整理和布置。很多人在进出门时都要检查门锁几次，以保护自身安全，预防擅自闯入者。但是像这样不经意的预防措施几乎不占用时间，也不需要多大的努力，而且是有实际意义的。相比之下，一个强迫症患者可能就会检查门锁很多次，不论自己已经检查过多少遍了，一整天都会持续地担心他到底有没有把门关好。有些强迫症患者则是在精神上做不断的重复。比如，一个人会重复地想个人认定的所谓“幸运”数字（如 3、6、12、18）来阻止不好事情的发生。

你有强迫观念或强迫行为吗？你有没有因为一些痛苦的不情愿的想法、感觉或是行为使你什么事都做不了？你有没有一遍又一遍地重复某些行为和想法，试图消除困扰你的痛苦？如果有的话，那你很可能患上了强迫症。

案例 1：对污物和细菌的忧虑

强迫观念和强迫行为的类型多种多样。常见的问题就是伴随过度清洗行为的对污物和细菌的担忧。Betsy 是一名 33 岁的已婚幼儿园教师，对污物和细菌的害怕弄得她疲惫不堪。她尤其担心的是，如果上公共厕所，即便是接触了上公共厕所的其他人，自己就会染上性病。由于大部分人，包括她的学生，一般都会用公共厕所，所以她认为自己周围的每一个人都被污染

了。这种强迫观念让 Betsy 的日常生活变得极度困难，因为她几乎不可能避免接触她所害怕的污染。为了保护自己，Betsy 一直随身携带一瓶酒精，总是在工作的时候尽可能不引人注意地不断地用它擦洗自己的手。回到家的时候，她会立刻脱掉身上所有的衣服，在 45 分钟的洗澡期间内不断地用肥皂擦洗自己的全身。

为了防止自己的家里受到厕所的污染，她也要求她的丈夫和两个孩子遵循严格的卫生条例。虽然她年幼的孩子们都会遵从她的规定，但是她的丈夫已经厌倦了妻子的“无理”要求，婚姻关系逐渐变得紧张。

Betsy 从小就对清洁特别在意。青少年时期，和同龄人比起来她更是一丝不苟。然而，她的焦虑状态直到结婚后，在她开始花相当多的时间清理自己的厕所时，才严重地妨碍她的生活。在怀第一个小孩的时候，她知道了性病可以母婴传播，从此对这种可能性的担忧就时刻困扰着她。为了防止她刚出生的孩子得这种病，Betsy 就开始避免用公共厕所，同时更加努力地打扫自己的浴室。然而，这些措施并没有给她足够的安全感，因为她意识到周围的人们并不像她那样小心，而这些人会通过直接或间接的接触将病菌传染给她。

当初来诊所的时候，Betsy 的生活方式因为她摆脱不了的担心而有着严格的约束。她已经不再邀请任何朋友去自己家里做客，也不去餐馆、剧院和其他公共场所。最近她还一直考虑因为太害怕自己受到污染而要辞掉工作。但是她不愿丢掉薪水，所以决定来寻求治疗。

案例 2：关于伤害别人的担忧

Marvin 是一个 30 岁的会计，已婚，有一个 2 岁的儿子。他从自己在郊区的房子驱车 45 分钟去城里工作。Marvin 总是担心自己会犯错误而伤害到别人。他担心的不仅是其他人的安宁，也担心动物，甚至包括昆虫。这些担忧导致他无休止地检查他所做的几乎每一件事情。开车的时候，他觉得自己可能撞了人，就会从后视镜里察看有没有事故发生，而且他经常性地原路返回确保没有人需要帮助。他也担心在折回的时候可能会

引发新的事故。在检查路面一两个小时后，Marvin 才勉强放弃这种行为开车回家，而此时他就会担心自己是个肇事逃逸的司机。Marvin 在冲厕所时会仔细地检查是否有昆虫，唯恐会意外杀死它们。在睡觉前，他会检查家里的门、窗、电器和水龙头，以免有灾祸发生。工作的时候，Marvin 频繁地检查他的计算结果，因此总是落后于同事的工作进度。Marvin 的强迫性活动和担忧每天都要占据他很多时间，引起他情绪上的巨大痛苦，损伤着他日常的生活机能。

Marvin 回忆说，他总担心自己犯错误的毛病开始于十五六岁的时候，不过那个时候担心主要是集中在学校作业上。他学开车的时候很焦虑，担心自己会无意伤到别人，这种担心会引起伤害的焦虑最终涵盖了动物和所有物。由于意识到了自己的担心和检查行为占用了太多时间，所以 Marvin 咨询了一名精神病医生，这名医生说他患有 OCD，给他开了盐酸氯米帕明（商品名：安拿芬尼）。药物缓解了他的痛苦，但他仍然花费大量的时间在这些强迫性的想法和行为上。

如果你有像 Marvin 或 Betsy 那样的体验，或者你有其他类型的强迫观念或行为，那么这本手册将会对你有所帮助。

强迫症的类型

强迫症包括很多种类型的强迫性习惯。

清洗和清洁

有清洗和清洁仪式的个体会把精力集中于担心自己被污染或是因为某些物品或环境而污染了别人。污染物有化学药品（比如杀虫剂）、微生物（比如 HIV 病毒）、体液（比如尿液和血液），还有放射物（比如微波）。污染环境包括城市（一个人的家乡）、人（父母）和公共场所（医院）。有时清洗和清洁是为了预防灾难（比如疾病和死亡），但情况也并不总是这样。有些个体清洗和清洁是为了减少因感觉受到污染而带来的不适，但他们并不相信自己会因为这种污染而受到伤害。清洗和清洁

所占用的时间因人而异，而且也不是每天都相同。有些人并不是很频繁地强迫性清洗，但是每次这种行为持续的时间很长；其他的强迫性清洗则可能时间比较短暂，但每天的次数比较频繁。通常，担心污染的人会尽力避免和污染物接触，但是他们始终不能彻底回避，因而就采取了清洗或清洁的措施。

检查

有检查仪式的个体会通过过度重复地检查潜在的不利情况来试图阻止糟糕的事情发生。有强迫症表现的人通常会担心自己和火灾、洪水、肇事逃逸交通事故、各种失误、入室行窃乃至疾病有着某种关系。举个例子，一个人害怕自己的房子会着火，便在离家或睡觉前检查是否拔掉了电器的插头。一个人担心自己有未查出的癌症，就会频繁地做痣或乳房的检查。学生害怕学校作业会出现错误，于是再三检查，结果作业不能按时上交。通常，当一个人怀疑环境的安全性时，就会想要去检查一下。然而，检查并不能消除怀疑，随之而来的是更多这样的行为。怀疑、检查这一系列动作可以持续几个小时，停止的话往往并不是因为不再怀疑了，而是因为已经筋疲力尽，或是有了外部干扰。有时侯，有检查行为的人会导致别人也来进行检查。

重复

有些人故意重复一些行为来消除或是缓解头脑中某种害怕的想法。比如，一个人步行穿过门口，有一种图像会出现在脑海中，自己的爱人正在发生某种意外。他就会来回地穿越大门，直到那个图像消失。这种重复动作的目的有时不仅仅是为了除掉某种图像，也是为了阻止事故的发生。其他人重复某些行为会直到感觉“对劲儿”为止，在这些例子中，没有阻止伤害的想法，这种重复是为了减少某些“不对劲儿”的事情而带来的不快。

排序分类

有排序分类行为的人，特别注意按一定的方式安排周围的事物。有时这意味着平衡地、用某种特殊的形式或位置来布置事物。伴随着重复行为，他们认为通过排序分类可以用来阻止灾祸的发生。比如，一个有强迫性布置事物习惯的人可能总是将眼镜、笔或是其他物品放在离桌子边缘较远的位置，以防止这些东西跌落、弄坏或是丢失。然而，并不是所有排序分类的强迫行为都是为了阻止损害的发生，相反，有一类个体只是用“感觉对劲儿”的方式来布置事物。举个例子，如果家具没有按照“正确的”角度排列，坐垫没有平坦地放好，这个人就会变得相当不舒服。有这种强迫症类型的人是不会允许家人弄乱这种特殊的安排方式的。

囤积

有囤积行为的个体会收集别人看似无用的东西。强迫性的囤积不同于集邮、收集硬币或古董，这些是有真实价值或有乐趣的业余爱好。通常，有这种强迫症形式的人被驱使地收集东西的理由是，以后的某个偶然机会他们可能就会用到这些东西。大多数人都会囤积一些他们并不需要的东西，但是当这些东西开始碍事的时候就会被扔掉。然而，有囤积行为的个体经常会累积大量废旧物品，在他们看来，这些东西都很重要，而且扔掉的话会觉得很痛苦。

精神仪式

有精神仪式的人会用一些特别的想法（叫做思想强迫观念）来解开或取消令其痛苦的萦绕于心的想法、突如其来的念头或是图像。这种强迫性的精神仪式很像强迫行为，但是人们将其在思想中进行，而不是在外观上。正因为如此，精神仪式有时会被忽略或是错误地被认为是强迫性观念。

常见的精神仪式有默默地数数，重复地想特定的词语、短

语、数字或某种特别的祈祷。比如，一个老是害怕街头药物的人就会重复性地将任何 LSD[1] 都在想象中替换成字母 RCA。另一种形式的精神仪式是回顾过去的事情或是列出要做的事情。举个例子，一个有强迫性清洗的人在离开浴室后，可能会回顾一下她是否接触过任何被她的衣服污染过的物体表面。有些人会重复地在脑子里回顾某天要做的事情的清单，确保他们没有落下任何重要的事情。

有时，强迫性的思维是一种持续进行的内部对话，一边是令人厌烦的观念，一边是消除烦恼的想法。比如，一个退伍老兵经常地想他能否拯救在战场上死在他身边的那两名战友。他会重复地考虑他能够拯救他们的方式，也一再地得出结论自己当时什么都做不了。“宽慰的声音”是一种精神强迫仪式。

“单纯”型强迫观念

少数人会长时期地固着于一些冲动的烦恼的想法，却不会产生仪式性的观念或是行为。比如，一个人可能会老是去想一首歌或是一首曲子直到变得厌烦。一个人可能会老想着某些特定的物体（比如衬衫的纽扣）或者是特定的语词，而且他发现这些想法的侵入严重干扰和妨碍着正常的注意力集中。

应特别注意的是，要记住强迫症患者通常有不止一种类型的强迫观念和行为。举个例子来说，很多有清洗行为的人也会有检查和排序分类的仪式；同一个人也会既有精神上的仪式，又有行为上的仪式。

你有强迫症吗？

美国使用的精神障碍诊断系统［《精神疾病诊断与统计手册》（第四版）（*DSM-Ⅳ*）］将强迫症归为一种焦虑障碍，按下面的标准进行了定义。

① LSD 为一种致幻剂，即麦角酸二乙基酰胺。——译者注

《精神疾病诊断与统计手册》（第四版）的强迫症诊断标准

一、强迫观念或强迫行为。

强迫观念定义为以下四点：

1. 患者脑中有周期性的、持久性的、冲动性的、不适宜的想法、欲望或图像，在困扰期有时会有明显的焦虑和苦恼。

2. 想法、欲望或是图像不只是对现实生活问题的过度担心。

3. 患者努力忽略或压制这些想法、欲望或图像，或是用一些其他的想法和行为进行压制。

4. 患者能认识到这些困扰的想法、欲望或图像是自己头脑中产生的（不是外界强加的）。

强迫行为定义为以下两点：

1. 患者被迫地对强迫观念做出反应或按照必须严格遵循的规则而被迫做出的重复行为（比如清洗、排序、检查）或精神活动（比如祈祷、数数、默念词语）。

2. 这些重复行为或精神活动的目的在于防止或减少痛苦，预防出现某种可怕的事件或情境。然而，这些行为或精神活动要么与要消除或防止的事情之间缺乏现实的联系，要么就是明显过度的。

二、在强迫障碍的进程中，某种程度上个人已经意识到强迫的观念或行为是过度的、不合理的。注意：该项不适用于儿童。

三、强迫观念或行为引起了患者巨大的痛苦，需要耗费大量的时间（每天要一个多小时），明显地扰乱了患者的正常作息，削弱了其正常的工作（或学术）或社交能力。

四、如果存在另一个轴Ⅰ障碍，则强迫观念或行为的内容不局限于此（比如，进食障碍中存在的对食物的专注；拔毛癖中扯头发的行为；躯体变形障碍中对外貌的过分关注；物质滥用障碍中对药物的过分使用；疑病症中总是担心患有严重疾病；性异常中的性冲动和性幻想；恶劣心境障碍中反复思考的负罪感）。

五、这种困扰不是由药物（比如药物滥用、药物治疗）引起的直接的生理反应或是普通的医疗状况造成的。

注明：

自知力不良：在现阶段的大多数时候，个体没有意识到强迫的观念和行为是过度的、不合理的。

说明：参见《精神疾病诊断与统计手册》（第四版），版权所有：美国精神病学协会，1994。

强迫症的主要特征是存在强迫观念和强迫行为，且严重扰乱和妨碍着日常活动。事实上，研究表明，强迫观念几乎不会离开强迫行为单独存在，反之亦然。如果存在强迫观念，就会有相关的强迫性精神活动或行为，或两者兼备，同时存在。

通常，强迫观念会引发焦虑或恐惧，也会引起其他令人痛苦的感觉，比如厌恶、羞耻或愧疚感。一个因怕被玷污而感到痛苦的人很可能会在面临污染物的时候感到焦虑或害怕。有的人在碰到污染物的时候主要是感到厌恶，而不是害怕。一个强迫性担心刺伤孩子的母亲会害怕真的伤害到了孩子，同时对自己这个令人不可接受的想法感到内疚。一个宗教人士如果有了不应有的冒渎的性行为图像，那么这个人就会被羞耻和愧疚感所包围，害怕受到超自然力量的惩罚。

不管是关于冲动的念头、图像还是欲望，这种情绪肯定是消极的、使人不愉快的强迫困扰。恐惧感、负罪感、厌恶感和羞愧感都是令人不愉快的情感。愉悦的冲动性想法不列入强迫症状。比如，有人会过分地想象自己变得很富有，拥有令人兴奋的假期或是和电影明星结婚。他们把大把的时间用在这种愉快的幻想上，虽然这本身也是一个问题，但一般会将其归类为过度的白日梦，而不是强迫症。

强迫观念和过度担心有很多共同点，两者都是使人不愉快的想法。然而，强迫观念在某些重要方面和过度担心有所不同。强迫观念通常意义上都是不合理的，这不同于我们所说的对现实生活问题的忧虑体会——虽然过度却合乎常理。这种差异通常是显而易见的，比如驾车时担心会撞到某人的强迫性困扰和关于财政问题的过度担心之间的区别。有时这种差异并不是那么明显，只有同时出现的精神、行为仪式或强迫行为才能将强迫观念和过度担心区别开来。

强迫行为，可以是行为或精神上的，也称为仪式。精神上的强迫行为是指试图消除仅在强迫症患者身上出现的强迫观念。强迫性的精神和行为活动可以进一步地分为两种类型：一种是为了减轻强迫性的痛苦（比如，清洗是为了减少害怕得病的忧虑，或是减轻担心会被污染的痛苦）；另一种是和强迫观念无关的（比如重复某个动作直到感觉“对劲儿”）。研究发现，大多数的强迫行为都与强迫观念有关。有时很难区分不与强迫观念

相关的强迫行为和“复杂型动作抽动”（指像轻拍、摩搓和眨眼这样的自控范围之外的重复行为）之间的差别。尽管有难度，但区分某重复行为是痉挛还是强迫仍然是十分重要的，因为二者的治理方法不一样。一般来说，痉挛很大程度上是无意识的，冲动可以被抑制一会儿，这期间紧张状态出现，随后痉挛出现。相比之下，强迫行为通常是有意识的，如果一个人不执行强迫行为，那么仪式化的痛苦和冲动在过段时间之后会逐渐消失。

很多有强迫观念的人怀疑或是相信，如果他们不做那些强迫行为就会有灾难性的后果发生。很多人至少是有时候承认这种观念是错误的。举个例子来说，患者坐在治疗师的办公室的时候，就会发现担心发生肇事逃逸交通事故的这种观念是不切实际的。然而，同样是这个人，在漆黑的夜晚行驶在路上的时候很难理智地思考，可能就会草率地做出错误结论，认为撞到了一个路人。有清洗问题的患者因为害怕在公共厕所染上性病就会有这样的认识：当自己不在厕所周围的时候，即使不洗手也不会得病。然而，如果他们在公共厕所真的坐在马桶座圈上的时候，却很难认识到这一点。

少数患有强迫症的人坚定地相信只要他们不做那些强迫性的动作，灾难就会发生，即使远离会引发强迫的情境时，像这样的想法也不会改变。比如，一个担心患有白血病的女人相信感染血液、辐射或某种环境毒素后，如果不能有效地预防或及时清洗，自己肯定就会得病。

现在对《精神疾病诊断与统计手册》（第四版）中关于强迫观念和强迫行为的描述了解之后，你就可以来判断一下自己是否有强迫症了。你有强迫观念吗？有强迫行为吗？抑或是两者都有？如果有的话，它们令你感到很痛苦吗？它们干扰了你的日常生活机能吗？如果你没有用一些仪式化的方式避开这种痛苦，你会害怕发生灾难性的后果吗？你会不会时常意识到这些担心是不切实际的？

强迫症的普遍性及发展进程

强迫症非常常见。在美国大约有 600 万人被诊断患有强迫

症。从学龄儿童到老年人，在所有的年龄组里都观察过，男人和女人强迫症的发生率很相近。通常情况下，强迫症开始于青春期或成年早期，男人比女人早发，也有可能开始于生命后期。一般来说，强迫症的发作是循序渐进的，但在有些案例中开始的也很突然。可能是和生活压力事件有关，症状时常会表现出明显的起伏不定。症状是逐渐恶化的，因此人们不会清晰地记得强迫症是何时发生的，但有时会想起第一次注意到这些症状扰乱他们的生活是什么时候。你记得你的这些症状是何时开始的吗？你记得它们是何时妨碍你的生活的吗？

与强迫症相关的其他障碍

某些情绪障碍和强迫症有相似之处，或是伴随并同时发生。很多患有强迫症的人也同时有抑郁情绪。大多数时候，抑郁是由强迫症带来的情感上的疲惫和意志消沉而引发的。在这些情况中，如果强迫症状（或是自然地，或是通过治疗）减弱，则抑郁也会有所好转。有时候抑郁情绪不是由强迫症引发的，有些情况是抑郁早于强迫症的发作。

如果一个人只是担心会生病，并过度频繁地看医生，却没有像检查或清洗这样的仪式性动作，那么这个人患有的是疑病症。强迫症患者可以有疑病性的强迫观念，也可以有与健康无关的想法。一个经常焦虑的人如果过度地担心现实的生活环境，但是没有强迫性的观念或仪式，那么就是广泛焦虑障碍。

有强迫症的人通常会有抽搐。据评估，大约有20％～30％的强迫症来访者存在抽搐动作。抽搐是突发性的、急速的、周期性的、刻板的、无法抗拒的运动性抽搐和言语抽搐，但能被压制住一会儿。如果一个人除了一次或更多的言语抽搐还有运动性抽搐的话，这就叫做图雷特综合征。35％～50％有图雷特综合征的人也有强迫症，但仅5％～7％患有强迫症的人也会出现图雷特症状。

有些科学家认为拔毛癖（强迫性地扯头发）是强迫症的一种形式，也有可能不是。虽然大部分强迫症患者有着多种多样的强迫观念或强迫行为，但扯头发并不是强迫症患者的典型行

为。因此，扯头发并不能和强迫症中的强迫性行为相提并论。

引发强迫症的原因

为什么有的人会有强迫症而有的人没有？原因不明。对这种障碍，研究者给出了不同的解释。有些专家尽量将强迫症理解为一种习得性习惯。按照这种说法，无害的客体或是情境会因为和有害物有关联而变得可怕。一旦这种联系发生了，那些仪式或回避行为就会看起来很“自然”，并保留了下来，这样就可以部分地缓解恐惧感。即使这个观点并不能解释为什么有人患有强迫症而有的人没有，但是它却很好地解答了强迫观念是怎样引起焦虑和不适的，强迫行为又是怎样减少这种痛苦的。它同时也解释了这种强迫性痛苦的暂时缓解是怎样让仪式性习惯维持下来的。

其他专家提出，关于伤害的一些具体的“思维错误”也是强迫症的特征。这种思维错误举例如下：（1）思考一种行为如同在执行这种行为；（2）没有尽力地阻止自己或他人受到伤害如同这种行为本身就引起了伤害；（3）不管什么情境，一个人都要为其所造成的伤害负责；（4）没有为阻止伤害而仪式化，如同该行为本身就引起了伤害；（5）一个人应该控制好自己的思想。即使这个理论可以描述大多数强迫症患者的思维错误，但它还是不能解释为什么有的人有强迫症而有的人没有。

很多专家相信强迫症患者拥有异常的血清素脑递质，这是一种对脑功能至关重要的化学物质。在强迫症患者的大脑中发现有异常的血清素化学递质，缓解强迫症状的药物也改变着这种化学物质。然而，血清素是不是强迫症发展的关键因素，依旧悬而未决。有些科学家识别了强迫症患者不同脑区在功能和大小上的区别。这些差别是强迫症状的重要起因还是只是巧合，便不得而知了。

有证据表明，强迫症更普遍地存在于某些特定家庭中。很难说多少成分是由于儿童在成长过程中受到家庭环境的影响，而多少成分又是由于遗传的作用。双子研究表明，至少某些强迫症的易感性是遗传得来的。这项研究吸引人们过度地把注意

力放在匮乏的强迫症发展信息上，而这些信息并不是来自于对障碍治疗的要求。幸运的是，虽然我们没有一个全面的关于强迫症起因的解释，但是我们有良好的治疗方法。

怎样对抗强迫症？

1. 精神对抗。你尝试过和强迫观念相对抗吗？因为强迫观念是令人不愉快的、痛苦的，所以你想尽力地把这些想法从你的思想中剔除出去，这并没有什么奇怪的。当你有某种想法，而这种想法一点也没有或只是适度地烦扰到了你，然后你想点别的事情，就能很容易地转移注意力。然而，当你试图去掉一种强迫的思想时，你并不是把注意力直接转移到别的事情上，而是放在令人痛苦的感觉上，不去想这些强迫性的观念，这种与强迫性观念相抗衡的方式看起来“事与愿违”，你会发现强迫性的困扰变得越来越持久和令人厌烦。

2. 回避。你在回避引发强迫困扰的情境吗？另一种尝试处理强迫观念的不成功的方式就是试图远离会引发强迫的所有情境。用这种方式会出现三个问题。第一，回避只是暂时有用，因为最终你会不能避免地遭遇到令你恐惧的情境。第二，你回避的越多，害怕的就越多，因为你不再能够找出确实没有危险的情境。第三，因为有太多的情境能够引发强迫，所以回避它们就严重地约束了你的生活方式。举个例子来说，一个害怕交通事故的人可能会先从回避在夜间拥挤地带开车开始，然后是避免夜间开车，然后是只在白天拥挤地带开车，最终只能是在一个人的时候开车。很多有着“肇事逃逸”强迫观念的人都会彻底地不再开车了。

3. 仪式化。你会用仪式来处理强迫观念吗？因为回避在长期与强迫的对抗中并没有起到良好的作用，因此强迫症患者最终都会面对令人痛苦的强迫思想。因此，就出现了一些强迫行为，试图对付这些困扰。

关于仪式，在这里有两个问题。第一，像回避行为一样，仪式在短期内是有效的，但在长期过程中会产生“事与愿违”的结果，因为它会让强迫观念变本加厉。这种情况的第一个原

因就是仪式会阻止一个人了解所谓的恐惧情境并不会发生伤害的事。举个例子来说，某人擦拭门把手是因为害怕会由于门把手上的细菌而得病，但他发现不了未清洁的门把手并不会致病。第二，仪式通常会蔓延，会消耗越来越多的时间和精力，直到它们严重地干扰日常生活。因此，患者自身会变得很痛苦，不再靠暂时的信念支撑。再比如，一个人在家老是担心安全问题，就会不断地检查门锁、窗户、煤气和电器，然后是所有的水龙头。仅这一轮是不够的，很快又会检查好几遍。如此反复，最终就是此人在家除了检查安全外几乎什么也不做。

你的症状适合这个治疗计划吗？

如果下面的问题回答的是肯定，那么你的问题就很可能适合这本书中所描述的治疗计划。

- 你有强迫观念吗？
- 你有强迫行为吗？
- 它们所引起的痛苦你很在意吗？
- 它们严重地干扰到你的日常生活了吗？

治疗选择

有两种类型的治疗对强迫症有所帮助：认知行为疗法和药物疗法。这两种疗法广泛地用于世界各个地方的治疗中心成百上千名患者，且都有已确立的治疗强迫症的方法。

这两种治疗方法都有各自的优缺点。每种治疗的优缺点我们都会详尽地描述出来，帮助你做出选择。

药物疗法

服用某些药物非常有用。有种特殊的药叫做血清素吸收抑制剂，是一种抗抑郁药，对强迫症的治疗有良好的疗效。它的作用机理还不明确，但它的确能够帮助减轻强迫症状。当药物治疗起作用的时候，强迫性的痛苦就会减轻，强迫行为也会减少，除此

之外，一些仪式和回避行为也会减少。虽然大部分的来访者药物治疗后依旧有一些强迫性的念头，但是其频率和持久性降低了。

研究者发现，一些属于血清素吸收抑制剂类的药物有助于治疗强迫症，但我只关注美国食品和药物管理局批准的适用于强迫症的药物。对于一些特殊药物，其有用性的证据是比较重要的。最明确的药物是氯米帕明，其商品名称是安拿芬尼。研究者研究了数百名患者，发现大约一半服用这种药的人都有效果。强迫症症状平均减少了大约40%。因此，你可以看到，氯米帕明是一种很好的药物，一半服用这种药的人都有了很大的改善，他们认为自己的生活发生了很大的变化。美国食品和药物管理局批准的其他强迫症药有氟西汀（百忧解）、氟伏沙明（兰释）、舍曲林（乐复得）和帕罗西汀（赛乐特）。这几种药最近比氯米帕明更常用，而研究者已经对它们进行了非常广泛的研究，并且已经确定了它们对强迫症是有效的。但我们还不能信心百倍地说血清素吸收抑制剂中的哪种是治疗强迫症的最好的药物，似乎这些药的效果是很相似的，但是氯米帕明可能会带来更多的改善。

这些药物有明显的好处，对很多人是有用的。它们也有优势，即并不需要患者做出太多努力。在访问过几次精神科医生之后，一旦你已经达到药物的有效剂量，你只需要与你的精神科医生偶尔见几次面让他监测一下即可。当然这些都是平均值，而在选择治疗方法时，你是将赌注押在了平均值上。你可能明显优于平均水平，或一点也没有改善。我们也无法预测谁用哪种治疗方法能治好，谁用哪种治疗方法不能治好。

药物治疗的缺点是什么呢？是这样的，尽管有很多人接受药物治疗的效果很好，但大约有一半的人服过药后没有什么改善，这些没有改善的人中大部分人中仍然体验着明显的强迫症状。此外，药物通常不会只按照我们想要的那种方式去作用：减少强迫症的症状，通常也有一些不必要的副作用。这些副作用是许多人能够忍受的，但有时也可能会令人不愉快或不能容忍。例如，氯米帕明的副作用包括口干、睡眠的变化、体重增加以及性功能障碍。你服药可能会产生一些副作用，但很难预测你在多大程度上可以承受这些副作用。药物还有另一个缺点：服药时感觉很好，但停药后很多人又会回到原来的强迫症状。许多人并不介意药物治疗的时间，但一些

人恰恰相反（想要怀孕的妇女一般应撤掉一些药物，因为我们对这些药物对怀孕的影响知之甚少）。

暴露疗法

另一个确定的强迫症的治疗方法是一种认知行为疗法，称为暴露疗法。这种疗法也已经经过了不同国家数以百计的患者的广泛应用。暴露疗法的支持理论不同于药物治疗的支持理论。根据药物疗法理论，你摄取一种化学物质，它进入你的大脑使你的神经化学发生变化，并改善你的体验。认知行为疗法是基于这样一种观点，即强迫入侵、痛苦和仪式是一种习惯性反应，并且作为一种习惯，它们是可以被削弱的。暴露疗法是一种以学习为基础的治疗方法，包括一系列的演习，旨在削弱某些思维习惯、感觉习惯和行为习惯。这种演习被称为长期暴露和反应阻止，实际上意味着禁止或不表演仪式。

暴露意味着你故意面对那些引起强迫观念、痛苦和促使仪式化的场景，你要长时间待在这种场景中，直至症状自发减少。禁止仪式意味着你要放弃这种用仪式来减少强迫观念和痛苦的方式。

通过一项集中的认知行为疗法治疗程序，我们已经取得了很好的效果。这个程序为期 1 个月，每天一次，每次 90 分钟。这是一个在你家里进行的，并且有治疗师在场的引导性暴露练习。这点很重要，因为强迫症的习惯往往在家中尤其强烈。此外，这一治疗程序还包括伴随着暴露练习和关注禁止仪式的日常功课练习。

暴露疗法有一些明显的优势。首先，我们发现完成这种治疗的患者比用药更有效。无论治疗刚结束还是从长远来看，大约 75%完成认知行为治疗的患者效果都比较好，并且持续改善了平均约 65%的症状。同时，你不必担心来自暴露疗法的药物副作用。

认知行为疗法也有一些缺点，这一点你也应该知道。首先，跟药物一样，也不能保证一定会有改善。虽然这是一种很好的治疗方法，但大约有四分之一的接受过这种治疗的人没有获益。另外，即使那些受益的人也没有完全摆脱症状。不过，他们认

为治疗确实在很大程度上改变了他们的生活。

其次，尽管人们认为心理治疗没有副作用，但暴露疗法仍然有令人不愉快的副作用。那就是当你面对那些引起强迫观念的情景时会感到痛苦。一般来说，当一个人第一次面对害怕的情境时，他（或她）的反应会伴随痛苦，但随着每次治疗的进行，这些反应就会自动减少。当下一次面对这种情况时，你会体验到较少的痛苦，并且继续反复进行暴露练习，直到几乎不会引起痛苦为止。这种痛苦是达到切实减少痛苦的治疗目标中的一种副作用，但在暴露练习的过程中，痛苦会临时增加，而这并不是你想通过治疗得到的体验。如果你选择认知行为治疗，你应该料到在暴露治疗中会有痛苦的体验。我们很难预测你的感觉。有些人紧张不安，而有些人则很少会体验到痛苦。

关于认知行为治疗第三个要考虑的是，对你来说它需要大量的努力。这并不像药物治疗一样，在药物治疗中，化学物质做了大部分的工作；在暴露疗法过程中，你要做大部分工作，无论是有治疗师在场还是你独立做“家庭作业”都需要暴露练习。因此，为了达到暴露疗法的良好效果，你必须投入足够的时间和精力来练习。这一治疗的回报在很大程度上取决于在这一过程中你投入的时间和精力。与药物疗法相比，时间和精力上的代价可以看做是暴露疗法的缺点。

所以，我们有两个治疗强迫症的好方法。认知行为疗法似乎比服药能带来更多的改善，这些改善在治疗停止后更持久。短期内药物治疗比暴露疗法需要更少的时间和精力，但如果你想维持，可能需要继续无限期地服药。暴露疗法通常是对情感的挑战，即使暴露是令人苦恼的，也要求你有继续下去的决心。药物治疗需要你愿意容忍各种药物的副作用。

总的来说，暴露疗法似乎是较好的选择，不只是因为它能产生更多的改善，也因为改善更持久。因此，我建议你认真考虑这一治疗方法并作为你的第一选择。第二个选择建议就是血清素类药物，它是美国食品和药物管理局批准的一种药物。如果你选择药物治疗，具体药物的选择将由你和你的精神病医生决定。

行为疗法可以和药物相结合吗？

很多专家推荐行为疗法和药物相结合的治疗方法。还没有证据表明，在长期过程中，这种结合的治疗方法在整体上好于行为疗法自身。虽然有些发现表明在短期进程中结合疗法要优于单个疗法，但是这种说法并没有被清楚地鉴定，有可能是不正确的。

觉得行为疗法太可怕的人就会考虑服用某种血清素吸收抑制剂药物，希望自己的症状尽量地减少，直到可以尝试行为治疗的水平。如果你当前处在血清素吸收抑制剂药物治疗中并希望开始行为治疗，你可能会想在行为治疗期间继续服用药物，而且会考虑到如果行为治疗会有一个满意的结果的话，你就会停止服药。

有些人寻求行为治疗是为了替代药物治疗，因为他们不想再接受药物治疗。如果在开始行为治疗的时候，你同时开始或退出药物治疗，那么你就改变了两种治疗因素（药物治疗和暴露疗法）。这会很难将一种治疗效果从另一种中区分开来。举个例子来说，如果你开始服用了血清素吸收抑制剂，也同时开始了行为治疗，你的症状有了改善，那么我们将很难说是哪种治疗方法起了作用。

或者，你开始服用了一种药物，同时也开始了行为治疗，然后你变得更加焦虑，那么就会不清楚到底是药物还是行为治疗引发了焦虑。如果你所服用的药物减轻了强迫症状，而在你开始行为治疗的时候不再服用它，随着药物的撤退所引起的病情恶化会使得你对行为疗法更加难以适从。

就像这些例子所阐述的那样，如果你考虑要改变治疗方法，一次只使用一种治疗方法是有很多好处的。

你在服用非血清素吸收抑制剂药物吗？

很多强迫症患者会摄入各种不同的药物，比如抗抑郁剂和抗焦虑药物。抗焦虑药物（也称为镇静剂，像安定和赞安诺）可以减少常见的情绪上的不适，但是并没有证据表明可以减少强迫症状。非血清素吸收抑制剂的抗抑郁剂对强迫症不起作用，但是可

以缓解伴随强迫症的抑郁情绪。如果你正接受药物治疗，很重要的一点就是一定要告诉你的治疗师你正在服用哪种药物，以便治疗师和你的医师进行沟通，使行为治疗和药物治疗更加协调。

你会从行为治疗计划中获得什么好处？

从很多强迫症暴露疗法研究的好的结果来看，你可以认为会有很好的机会改善症状。有关经验表明，经过几年的时间之后，大约有 75％的患者在一个月的短期集中治疗后症状得到了很大的缓解。更重要的是，这些患者中的大部分人在后来的至少 18 个月内保持住了他们的成果。

我们该怎样解释行为治疗的这种长期有效的改善效果呢？其中一种解释是该治疗方法本质上是一种学习活动。当习得了某种行为而又经过相当多的演练后，它就会变成一种根深蒂固的习惯，不管去哪儿它都会如影随形，即使这个治疗计划已经结束。

遗憾的是，我们并不能保证这种活动会让你达到目的，但是可能性还是很大的，这是一种非常值得一试的治疗方法。

这种改善是一种什么样的感觉呢？集中暴露疗法成功的结业者对接受治疗之前还困扰他们的情境现在几乎感觉不到。因此，他们有了相当少的诱发因素来回避这些情境，借仪式化的动作来减少痛苦的行为也少了很多。大部分的患者在治疗的尾声就几乎不再有仪式动作，也不再回避他们害怕的情境。强迫观念的频率和持久性也减少了，而它们通常会在治疗的末尾逗留一会儿。如果你不让自己屈服于偶然的回避或仪式化的冲动，那么强迫性的观念就会随着时间的推移更加弱化。

治疗除了可以缓解强迫症状之外，还可以缓解症状引发的对生活的破坏。强迫症患者通常会花费大量的时间和精力来应对自己的症状。当症状缓解时，过去用在强迫思想和仪式上的时间会节省下来做更令人满足的事情。并且，当你不再回避恐惧情境时，你可能就会扩展你的活动面（比如，重新工作、社交、约会、参加一些公共文化活动，等等）。

你会付出什么代价？

好的治疗总是要花费时间、精力和金钱，暴露治疗计划尤其具有挑战性。首先，如果你打算集中性地参与此次治疗，就必须频繁地参加到会议中来，每周都要有几次，这要随你的实际环境而定，可能有些难度。还要求你对自己的工作做一些特别的安排。你可能会不得不安排交通或保育的事情。即使你想和一名治疗师进行一种非集中性的治疗或是没有治疗师辅助的自我暴露的治疗计划，你也必须要留出大量的时间来进行每日的练习。

除了参加会议要花费一些时间之外，你还不得不每天拿出时间来做家庭作业的练习。如果你不把必要的时间用在家庭作业练习上，那么该治疗就不会达到应有的效果。除了时间和努力，本治疗计划也要求你能够忍受在做暴露练习的时候不去做那些仪式性的动作所带来的痛苦。记住，既不是由你的强迫症状的严重程度、持续时间的长短，也不是由你的年龄来决定这个治疗计划对你是否有用。非常重要的因素是你有要改变自己的动机，还要严格地坚持做完这项治疗。

现在你已经了解了这个治疗计划会带来的好处和需要付出的代价，那么就由你来决定要不要参与进来。你要总结一下，权衡利弊，在长期和短期的进程中，强迫症会让你在时间、精力和金钱上付出什么样的代价，还有你在一个月的活动中会体会到的暂时的痛苦。把这个治疗计划看做对你未来生活的一项投资。要记住的一点是，你每天在强迫症上所做的努力已经足够让你完成这个治疗计划了。

如果潜在的好处超过了付出的代价，那么寻求这种治疗就有了意义。你准备好承担这个许诺了吗？回答这个问题取决于你对这个治疗计划的信心和对减轻自己强迫症状的决心，即使你可能还是会对这项治疗有所顾虑。如果你还没有决定好，那么你很可能就没有准备好顺利地参与到这项治疗计划中来。

如果你选择接受暴露疗法的治疗，那么你就应该清楚你的

承诺和目标。

你不可能使自己从强迫症中摆脱出来。你处理强迫观念的方式，是用一种回避和仪式化的方式，并没有好的效果。事实上，这给你造成了麻烦，因为回避和仪式化是一个很大的负担，在长期过程中回避和仪式是加强而不是减弱了强迫观念。

你的目标是消除仪式和回避行为，大幅度地减少其频率、持久性和强迫的痛苦。你会形成一套有效的练习计划，正确地做练习。技术是很有力量的，但仅限于你正确地运用。很多人通过参加暴露疗法克制住了仪式行为，强迫症状得到了很大的缓解。如果你能遵循一个好的治疗计划，付出精力和勤奋做那些练习，你很可能就会获得你想要的效果。如果你不认可这个计划，把精力放在事后猜测你需要哪种练习不需要哪种练习上，拒绝做某些练习，在家庭作业上“作弊”，或者做一点儿，或是一点儿也不做，那么你就很可能在这个项目中不会有任何改善。如果你不尽你所能地做好规定的练习，那你最好就不要开始这些练习，因为这项治疗很可能就对你不起作用了。

暴露疗法有两个必不可少的部分。你会循序渐进地面对一些可以引发你强迫症的事情，虽然这样会使你很痛苦。你所体验的这种痛苦是检验你做的练习是否有用的一个很重要的标准。如果你在首次接受暴露疗法的时候没有任何的痛苦，要么就是练习有问题，要么就是你做的方式有问题。你要列出在治疗时所要面对的一系列的情境。你会首先接受中等难度的情况，然后在预定之日进入清单上最困难的情境。你会走过每种情境，直到痛苦有显著减少，你也可以期望着它的发生。你会日复一日地不断地面对那种情况，慢慢地烦扰会越来越轻微，直到最终几乎不再烦扰到你。当你开始习惯于清单上的每种情况之后，就可以在继续面对以往情境做暴露练习的基础上再加上一种新的情况来进行练习。

在每天会议之外的家庭作业中，你要练习在会议中你已经做过的暴露练习。在全程治疗计划中每天家庭作业可以占去几个小时的时间。不论你是否会在特定的日子与治疗师见面，都要坚持做暴露治疗的家庭作业。在这过程中是不允许你选择回到回避和仪式化的旧习惯中的。

治疗计划的第二个重要的部分是停止仪式。这就意味着自

你进入此次治疗项目的第一天起你就承诺自己完全地停止所有的仪式。不同于做暴露练习的递进方式，你要尽量地使自己当即停止仪式化的行为，可以说是“说停就停的冷火鸡法”。这就意味着你要停止所有主、次要的仪式行为。继续奉行仪式主义将会逐渐削弱暴露练习的作用，你所经历的痛苦将会毫无意义。如果你后来用仪式化的行为取消这种痛苦，那么做暴露练习将会对你失去意义。

你必须坚持抵抗哪怕是非常强烈的仪式冲动。如果你害怕会屈服，你就必须和你的治疗师联络，或是在你实施强迫行为之前找一个可以支持你的人，这样你就能获得一些支撑来遏制冲动。有的时候，人们会犯错误，发现不假思索地就做了某种仪式行为，因为这是一种很无意识的习惯。如果你仪式化的习惯根深蒂固，那么你就应该立即在自我监测表格上记录下发生的事情，以便可以帮助自己找出更好的方式来遏制这种冲动。不要在这天结束的时候才去记录这种例子，推到开会之前也不行，因为你可能记不住确切发生了什么。在自我监测表格中记录下仪式行为后，你应该立刻在相同情境中再次暴露自己，或者思考什么引发了仪式化，但是不能有仪式行为。

在治疗计划中，为了最大化暴露的效果，你可以克制自己，不要做一些他人平常会做的事情（比如清洗和检查）。比如，很多人每天都会洗澡，但是如果你会洗澡过度，那么就不要每天都洗。这是因为控制自己不去做一些会和强迫症相关的行为是削弱你强迫形式的一种强有力的方法。

特别要注意的是，在治疗期间要有人（治疗师、家庭成员、朋友）在你身边提供情感上的支持。支持的两个关键因素是：不要对你的回避行为和仪式化行为助纣为虐；在你的治疗过程中最小化个人间的冲突。

第二章 识别强迫症

现在你已了解了强迫症的主要类型，那么你就可以识别出困扰你的具体方面，下述列表可以帮助你进行识别。

强迫症的具体范围

清洗和清洁

1. 因为可能存在的污染而避免接触某物
2. 不愿捡起掉落到地板上的东西
3. 过度打扫房间
4. 过度洗手
5. 洗澡或淋浴时间过长
6. 过度担心细菌和疾病

检查和重复

1. 重复检查事情是否正确，或状况是否令人满意
2. 因为不断地重复，所以很难完成要做的事
3. 重复行为以确保不会发生不良事件
4. 过分担心会出现错误
5. 过分担心自己会伤害他人
6. 头脑中涌现某种想法，强迫自己重复做某事

排序分类

1. 必须将某些东西按一定顺序摆放
2. 花费大量时间确保物品摆放对位置
3. 自己的物品不在原位时马上就会发现
4. 很在意床铺是否平整笔直

5. 需要用某种特定的方式安排某些事情

6. 物品被别人重置后会非常不安

囤积物品

1. 难以决定是否要丢弃物品

2. 将无用的东西带回家

3. 家里因储藏物而混乱不堪

4. 不喜欢别人碰自己的东西

5. 发现自己很难丢掉东西

6. 别人认为自己收集的东西是无用的

精神仪式

1. 脑子里重复某些单词或数字

2. 回忆某事让自己感觉安心

3. 花费大量时间以一种特别的方式祈祷，而这种方式并不是惯常的宗教仪式

4. “不好的”想法迫使自己思考“好的”想法

5. 脑子中建立列表来阻止不好的结果

6. 时不时地想一些“正确的”事情来使自己保持镇静

单纯的强迫观念

1. 脑子中只是有一些违背自我意愿的令人烦恼的想法

2. 对不安的想法几乎不能控制

在过去的一个月内，你平均每天有多长时间卷入到这些症状中？在练习 2.1 的空白处记下小时或分钟数。

练习 2.1 用于强迫观念和仪式的时间

仪式	花费时间（小时/分钟）
清洗和清洁	______
检查和重复	______
排序分类	______
储藏	______
精神仪式	______
其他强迫观念和仪式	______
总时间	______

在你大体确认了自己的强迫观念和强迫行为以及在这些事情上用的时间后，下一步就是要更详细地评估你的强迫症状，为治疗计划做好准备。下面从分析你的强迫观念开始。

强迫观念

认识强迫观念包含的三个因素是很有用的。第一是引发强迫观念的情境或者物体；第二是某些突然想起并带来痛苦的想法、画面或者冲动，包括任何预期性的灾难后果，这些后果的产生是由于一个人没有做仪式行为（如清洗、回避某种情境，或者试图以某种方式对抗强迫观念）而不能保护自己或者他人；第三是个体感觉到的强迫观念本身的某种痛苦，它可以是焦虑、厌恶、愧疚或者一种混合情绪。

下面列举一些引起强迫观念的情境或物体的例子。一个有清洗仪式的人，在触摸了公用电话，使用了像杀虫剂这样的家用化学品，或是碰了鞋子之后，可能会感到痛苦。一个有检查仪式的人，在开车去工作时撞了一下，或是在投信封之前检查已经写好的账单支票时，就会感到很不舒服。一个有储藏癖的人，在被迫要扔掉去年的报纸时，可能会感到痛苦。

现在想一下你自己的某些强迫观念。使用练习 2.2 的表格，列举 15 种能引起你最大的痛苦，能引发强烈仪式化冲动的情境或物体。记下当时的情境，并记录下当你面对它时你感受到的痛苦等级。你可以用一个被称作“主观痛苦单位”（简称 SUDs）的等级来衡量。等级范围为 0～100；0 表示所处的情境或者接触的物体一点也不能烦扰到你；100 表示你能想象的最令人痛苦的情境，并且可以引发极端的痛苦。在这个范围中，于 0～100 之间给所有的情境都划分等级。引发轻微痛苦的情境定在 10 SUDs 或者 20 SUDs；引发中度痛苦的情境定在 50 SUDs 左右；引发高度痛苦的情境定在 50～100 SUDs 之间。在你所列的清单中至少要有 10 种等级为 50 SUDs 或者更高的情境。

练习 2.2 引发痛苦、回避或仪式行为的情境列表

	痛苦情境/物体	痛苦等级（0～100 SUDs）*
1.		
2.		
3.		
4.		
5.		
6.		
7.		
8.		
9.		
10.		
11.		
12.		
13.		
14.		
15.		

* 0 SUDs：没有痛苦；100 SUDs：可能的最大痛苦

如果离开房间时你会重复检查是否关灯，那么就定级一下如果你离开时没有检查行为会有多痛苦。如果对你来说这属于中等难度，就把它定在 50 SUDs 左右。如果你离开厨房时反复地检查是否关了炉子，那么就定级一下你离开时若是没有检查会有多痛苦。如果这是你能想象到的最大痛苦的情境，就把它记在列单首位，定级高一点，在 100 SUDs 左右。并不是绝对有必要全部填满 15 个空格，重要的是要包括令你烦恼的所有主要的情境。

想一想任何能够引发你痛苦的想法、画面或者冲动。举个这方面的例子，比如说你可能会有从桥上跳下去或是驾车驶出桥的想法。不管你是否真的在桥上，这种想法都可能会产生。

另一个令人有痛苦想法的例子是："我可能会刺伤我的孩子，我很担心我会那样做。"明确辨别强迫观念是很困难的，要有耐心，尽量地回忆最近一周中你最频繁出现的强迫观念。用练习表

格 2.2 列举出这些强迫观念并且划分出它们在 0～100 SUDs 间的痛苦值。

一些人很难识别引发强迫观念的具体情境或物体。有时候一种强迫观念可由一种可以确认的想法引发；有时候强迫观念是在没有任何可识别的刺激下自然发生的。如果你不能确定引起强迫观念的任何情境或想法，那么就可以跳过上面的练习继续下一步。

预期灾难也属于强迫观念烦扰内容的一部分。例如，如果你担忧污染物，你碰到了它们或者没有清除干净，你可能就会担心自己会患病或者引起其他人患病。强迫观念可以是某种具体的疾病（如梅毒）或其他。如果你检查器械，你可能担心引起火灾或者爆炸。如果你有储藏行为，丢掉某件东西时你可能会担心，认为它还会有用得着的时候。

有些人不能确认某种预期的灾难，但他们总是担心不好的事情会发生，但是又不清楚将要发生什么。其他不能确认某种预期伤害的人，如果不能回避或仪式化就会感到极其痛苦。想一想，如果你没有回避或者仪式化，你是否会预期某种伤害要发生。练习 2.3 表格中列举了可以引发 50～100 SUDs 范围内痛苦值的预期后果。

练习 2.3 没有回避或仪式化的预期后果

	预期伤害	痛苦等级（50～100 SUDs）*
1.		
2.		
3.		
4.		
5.		

* 50 SUDs：中度痛苦；100 SUDs：可能的最大痛苦

强迫症患者经常试图避免引发强迫观念和痛苦的某些物体、情境、想法、活动等。一个因担心细菌而有洗手仪式的人可能会避免用马桶座圈，尤其是公共厕所里的，也可能会彻底回避公共厕所。有储藏行为的人可能不会丢掉任何一件

东西，因为他们总认为会丢掉很重要的东西。一个担心撞到行人的人，可能不会在晚上或者拥挤的地方开车，甚至会完全不再驾驶。

考虑一下你为了最小化强迫观念和痛苦而回避的情境，并且列在练习 2.4 的表格中，标明你回避每一种情景的频率。

练习 2.4 回避情境列单

	情境	痛苦（0～100 SUDs）*	回避的频率
1.			
2.			
3.			
4.			
5.			
6.			
7.			
8.			
9.			
10.			

* 0 SUDs：没有痛苦；100 SUDs：可能的最大痛苦

接着就要考虑一下，你正在做哪种仪式（也就是强迫行为）来减少痛苦或阻止伤害。下面的练习列出了一张精神和行为仪式的清单。标出适用于你的每一个仪式行为，估计一下你每天在它上面花费的时间，然后根据对你的影响程度排列每一个仪式行为。a1 表示你最常做的仪式，a2 表示第二常做的仪式，依此类推。

练习 2.5 仪式

仪式	等级	时间花费
□ 清洗和清洁		
□ 检查		
□ 重复行为		

□ 整理物体	______	______
□ 储藏	______	______
□ 祷告	______	______
□ 特殊想法	______	______
□ 吉祥数字	______	______
□ 精神清单	______	______
□ 回忆往事	______	______
□ 其他（描述：______）	______	______

区别强迫症与其他心理问题

在你决定是否用本书所描述的治疗计划之前，很重要的一点是要考虑一下你是否用仪式化的行为来降低自己的强迫观念和相关痛苦。这个治疗计划是为那些意识到自己的强迫观念是夸大的、多余的人而设计的，这些人会用仪式和回避行为来降低自身的强迫痛苦。如果你没有这种强迫观念、仪式和回避的体验，那么这个治疗计划可能就对你没有帮助，你应该尽可能咨询强迫症方面的专家来作进一步的评估。例如，如果你无缘无故地重复说话、发出声音，或自动地表现某个动作，这些行为可能就是一种抽搐而不是强迫行为仪式。

重复一系列刻板的行为也是其他精神障碍的特征。例如，精神分裂症患者有时就有重复行为，如以某种方式移动他们的手。有大脑损害或智力缺陷的人也可能表现出刻板行为。强迫症仪式是不同于那些重复行为的，强迫症仪式是试图抵消某种强迫观念，降低强迫痛苦，阻止伤害。换句话说，就是只有强迫症患者才会把强迫观念和强迫行为联系在一起。

有时人们认为某些行为（如吃得太多、咬指甲或拔头发）像是强迫症或者属于“强迫症的范围”。但是，这些行为不像强迫症的仪式性行为，而可能是为了缓解总体上的紧张情绪，并不是为了减缓某种特定的强迫痛苦。而且，这些人即使没有吃得太多、咬指甲或拔掉头发，也不会预期有灾难发生。

另一种类似于强迫症的问题是强迫型人格障碍（OCPD）。有这种人格障碍的人是如此地追求完美、有序和控制，以至于他们看不到实际的目标。表面上来看，这些特点与一些强迫症症状很相似。但是，有强迫人格障碍的人不会陷入通过仪式化动作来阻止灾害发生的怪圈中。而且，他们通常会认为自己的完美主义和控制模式是一种很好的生活方式。有些强迫症患者也有强迫人格，但有的没有。并不是所有过度要求完美主义的人都有强迫症，也不是所有强迫症患者都爱干净、讲秩序。

总的来说，大部分强迫症患者能够认识到他们的强迫观念和强迫行为是不现实的或者过度的，但是仍有一小部分认识不到。因为大多数强迫症患者能够认识到他们的强迫观念和仪式是愚蠢的，所以他们通常试图（艰难地）抵抗这些行为，他们也认识到自己的强迫观念和仪式化的冲动并不是被别人以某种方式强加给自己的。

强迫症患者经常感到抑郁。在许多的例子中，抑郁是对强迫症状反应的一种结果，而且强迫症状成功治愈后，抑郁情绪通常也会消散。在其他例子中，穷思竭虑是抑郁的一部分。抑郁患者通常会反复地想，自己是微不足道的，周围的世界是令人不快、充满敌意的。他们如此穷思竭虑是为了反映一个一般的主题，如“我是微不足道的”、“我永远不会好起来的”、“没有人会喜欢我”。抑郁者的思考在两个方面不同于强迫症患者的强迫观念。第一，他们不会通过仪式来得到暂时的缓解；第二，他们不仅仅注意预期性的灾难，还在意过去、现在以及将来的悲伤状况。

如果你感到抑郁并且有像上面所说的抑郁性反复思考的经历，但是你没有强迫仪式，那么这本手册上的计划纲要就不会对你有所帮助。我们发现这本书对强迫症的强迫观念有用，但是对抑郁性的穷思竭虑没有帮助。因此，你需要咨询精神健康方面的专家来评估一下你的抑郁，并且指导你进行合适的治疗。

你应该寻求专业的帮助吗？

一旦你评估了自己的症状，而且了解了自身强迫症问题的本质和严重程度，你就可以决定是否使用这个工作手册，寻求治疗师的指导并执行治疗计划。这里没有固定的准则教你去做什么，但是下面的指导方针可能会对你有用。为了能有一个有针对性的决定，你可以先回顾一下这章前面你回答的问题的答案。你有没有把几个项目定在了“90 SUDs 左右”或“100 SUDs 左右”？现在，参考你的答案，然后计算出你每天花在仪式上的时间。

如果你有极端的强迫痛苦，并且每天在强迫观念和仪式上要花费大量的时间（每天至少两个小时），那么你的强迫症状就很可能已经非常严重，你就需要从专攻强迫症的精神健康专家的指导中得到帮助。这是因为严重的强迫症状更难通过自身克服。专家将进一步对你作出评估，而且帮你形成并执行一个合理的认知行为治疗计划。

第三章
认识强迫症的认知行为疗法

什么是强迫症的认知行为疗法？

工作手册中描述的认知行为疗法称为暴露和仪式阻止。它是为弱化两种类型的习惯而设计的：第一种是对特殊的事物、环境或困扰你的想法感到痛苦的习惯；第二种是当你对困扰的事物感到痛苦时所进行的仪式化行为。换句话说，这个项目是用来帮助你消除痛苦和停止仪式性行为的。这个治疗计划包括三个元素：真实暴露、想象暴露（也称为意象练习）以及仪式阻止（参见接下来的章节）。

该疗法中治疗强迫症的元素

真实暴露：在一段较长的时间内和引起焦虑、痛苦的环境及令人害怕的物体共处（例如，与污染物进行真实的接触）。

想象暴露：脑海中想象自己处在害怕的环境中及其后果（例如，在路上驾驶撞到了行人）。

仪式阻止：克制仪式化行为（例如，离开厨房而没有检查炉灶，或触地后不洗手）。

什么是暴露？

在真实暴露中，你要面对的是激起你强迫性痛苦的环境。经过足够的暴露后，你的焦虑情绪会降低。这就是所谓的习

惯化。如果是这样，你可能会问，自己已经接触了太多引起强迫痛苦的情境，为什么痛苦还是没有解除？这是因为仅仅引起强迫是不够的。强迫必须经过足够长的一段时间才能自行缓解，并且要不断重复练习。例如，一个有过度清洗行为的人通常是接触了污染物后就开始清洗，试图清除掉污染，让自己感觉好些，这样随后的洗手致使暴露太短而不能促进习惯的形成。因为很多患有强迫症的人错误地认为，除非他们回避或进行仪式，否则痛苦就会永远持续，短时间的暴露并不能驳斥这个错误观点。另外一个错误的认识是，如果不进行仪式化的行为，就会发生糟糕的事情。再强调一次，只有长期的没有仪式化行为的暴露才能检验这个错误的信念，进而否定它。因此，在这个治疗计划中，你将会克制自己经常做的仪式行为，直到这种仪式化的欲望降低，痛苦缓解。这就是所谓的仪式阻止。

如果要缓解强迫症，暴露在引起强迫性痛苦和仪式化欲望的环境中是必要的，那么你要怎样才能在不必面对预期的伤害时得到改善呢？你可以通过在脑海中想象来面对伤害。在想象暴露中，你要在头脑中构造出自己既没有回避也没有仪式化，如同真实暴露了一样，在想象暴露中强迫性痛苦会逐渐地减少。

有些人不用特定情境的激发，强迫痛苦就会自然发生，想象暴露对这样的人也是有帮助的。例如，一个人在任何时间和地点都会有亵渎神灵的想法，这就是其主要的强迫痛苦。在这个例子中就没有个体要面对的特殊情境，因此他就不用在暴露情境中长时间地逗留。在使用想象暴露时，个体要故意地反复想象亵渎行为，不能用祈祷或其他仪式来消除或抵消痛苦。

如果一个人很害怕会有灾难性的后果发生，那么想象暴露对这种情况就特别有用。例如，如果一个人担心家里会起火，为了暴露练习，她肯定不会点燃自己的房子，但是，她可以持续地想象自己的房子着火了，直到她的痛苦减轻。类似地，如果担心自己会碾过一个正躺在路上的人，那么不可能就为了练习而去故意地伤害别人。在想象暴露中，你制造出这样一个心理图像，不做仪式化的动作就会有你害怕的灾难发生。像真实

暴露一样，在想象治疗中痛苦会逐渐地减弱。

应用想象暴露的另一个原因是让接下来的真实暴露对你而言简单一些。如果你想到要面对激起自己强迫痛苦的情境或物体就极其痛苦，你可能会发现想象暴露更好一些。在想象阶段，痛苦的缓解会使你能继续进行真实暴露。

什么是仪式阻止？

如前所述，当强迫症患者面对害怕的情境或强迫的想法时，就会触发困扰并渴望通过仪式化的行为来减少痛苦。故意的暴露也可导致相同的困境并促使其仪式化。屈服于诱发因素而通过仪式化来减轻痛苦，尽管短时间内会有所缓解，但长期来看可以强化强迫症状。即使强迫症患者没有用仪式化的方式来保护自己或他人，也不能让他们意识到所担心的伤害真的没有发生。另外，仪式行为是不会让你感到焦虑不会永远存在的，恰恰相反，如果你持续待在引起恐惧的环境中，焦虑和痛苦就会逐渐减弱。因此，放弃仪式是至关重要的，即使是当你有强烈的渴望时。所以，在这个治疗计划中，仪式阻止是用来弱化仪式化的习惯的。

为什么你应该进行暴露治疗和仪式阻止？

也许你正在问自己：为什么我要故意忍受面对害怕情境的痛苦而不做些仪式化的行为获得解脱呢？记住，这个治疗计划就是为弱化两者之间的联系而设计的。第一是弱化痛苦和物体、情境或引起痛苦的想法之间的联系；第二是弱化仪式化和强迫痛苦缓解之间的联系。换句话说，在施行仪式后，你会暂时感到痛苦减轻，因此就继续频繁地陷入到这样的行为中。这个计划就是专门为了帮你改变这种模式的。

除了削弱这些联系之外，这个计划还旨在帮助纠正那些在强迫症中常见的错误想法及其造成的巨大的痛苦。这些想法有：（1）仪式会防止伤害发生在自己或他人身上；（2）我必须要避免这种痛苦的情境，因为如果我没有回避，痛苦就会持续下去

甚至会恶化；（3）如果我不回避或不进行仪式化，焦虑会变本加厉，我将“崩溃”或发疯。

第一种在强迫症中共同存在的想法是，通过逃避或仪式化来避免伤害是必要的。很多人会想到如果他们进行必要的日常活动，如开车，潜在的危险会发生在自己或他人身上。但是他们在考虑危险时不会陷入到强烈的、功能丧失的痛苦中，他们能够认识到实际的危险很小，应该忽略掉。但是很多强迫症患者在想到潜在的灾难可能发生在自己身上或自己会给别人造成伤害时，就会有无法抵制的痛苦。例如，强迫症患者可能会对自己房子起火、魔鬼附体或感染艾滋病的想法非常焦虑。过分的焦虑使他们无法对自己所处情境的危险性和用什么来保护自己或他人作出理性的判断。强迫症患者为安全起见会逃避或进行仪式行为来防止哪怕是最不可能发生的伤害。因此，他没有机会认识到自己担心的情境实际上是相当安全的。

有检查仪式的人会想：“我的房子没有着火，不仅是因为我从没有使用炉灶，而且我总是非常小心地进行检查。”陷入到清洗仪式中的人会这样想：“是的，我去过医院后没有生病，因为我用来苏消毒剂洗了手并仔细地洗了澡。”这种想法助长了回避和仪式行为。

暴露就是来对付这种类型的错误想法的。当你真正地反复面对错误认为的恐惧情境时，并且不进行仪式，你会意识到没有伤害发生。因此，你认识到危险很遥远，而且学着去忽略它。

举例来说，Michael 担心他的房子会着火，因此他拒绝使用中央供暖系统，即使在寒冷的天气也一样。在治疗时，他必须使用加热器并且在离家时仍然让其开着。24 小时后，房间内非常温暖而且没有着火，Michael 意识到自己的担心是没有根据的。又如，Mindy 担心家庭用的有毒化学品会进入食物中。因此，她从来不烹调，也不使用任何家庭用的化学制品。另外，在进入厨房之前，她都会反复洗手，以防止她使用任何餐具时会无意中让自己中毒。在接受治疗时，Mindy 拿一瓶烤炉清洁剂放在橱柜上，然后在没有洗手的情况下给家人准备和提供食物。家人非常喜欢这些食物，而且没有因此死亡。Mindy 认识到自己的担心是没有根据的。

强迫症患者的第二个思想误区是他们往往会有这样的信念，

认为自己必须避免令自己痛苦的情境，否则自己会永远痛苦下去。这就使得他们逃避很多情境，而如果无法避免就会进行仪式化行为。然而，在长期暴露治疗中，强烈的焦虑感会逐渐降低（“习惯化”）。假如，一个人在长时间（例如1～2小时）面对一个痛苦情境时，就会体验到痛苦逐渐减少直至消失。随着痛苦的减轻，你就更容易清醒地去思考：这种情境是否真的有危险？随后，相同或相似的情境出现时，还是会有一些痛苦，但要远远少于从前。

由于现实的原因，大多数的人会在特别长的时间内忍受压力情境，他们已经认识到痛苦是不会永远持续下去的。这个治疗计划意在帮助你能留在痛苦的情境中，让你感受到痛苦在随着时间慢慢减弱。

强迫症患者的第三个共同的信念是：如果没有回避或仪式化，我就会变得非常痛苦以至于发疯。例如，Rennie 会担心东西没有摆放整齐，不是按照正确的顺序摆放，这会令其感到不舒服甚至不能忍受，随后她会失控，被送到精神病院。治疗中，Rennie 弄乱她的办公室和卧室，即使自己感到不舒服也不会重新安放。最终她的不适感减轻了，自己也没有失控。她认识到了焦虑不会永远存在，而且并没有产生精神失常。

不论你是否害怕从公共厕所中传染疾病、造成交通事故、丢弃了重要的东西还是用刀子时伤到人，长期的真实暴露治疗计划都能够帮助你。当然，在你首次面对害怕的情境时会感到痛苦。但是，如果你能够保持在这些情境中足够长的时间，痛苦就会减弱。这样的体验就会改变你原来的想法——认为痛苦会永远持续甚至会使自己发疯，因为你认识到了，等到治疗结束的时候，痛苦就会减少。

你可能想知道，克制回避或仪式化行为，然后想象一下你害怕会发生的灾难，这样怎么会帮助到自己？这些想象练习能起作用主要是因为，在重复地想象伤害发生后，你再想到伤害时痛苦就会减少，就能更现实地评估危险水平。你还会认识到，焦虑不会永远持续下去，因为在长期暴露时痛苦已经弱化了。

暴露练习中的情感投入

要想让真实或想象暴露练习起作用的话，你就必须在暴露过程中有情感投入。具体来说，暴露的情境必须要引起痛苦，和在日常生活中发生强迫时一样。

为了增进情感的投入，你就必须将暴露练习与引起你强迫和仪式化欲望的真实生活情境很好地结合起来。如果主要是因与癌症相关的污染物感到痛苦，那么你在做暴露练习时，访问的医院没有癌症病房的话，练习就不会有帮助，因为暴露的情境不符合你强迫性的担心。因此，如果做的练习和你的强迫痛苦不匹配的话，就很难有情感投入。

即使暴露练习与你的强迫症状非常匹配，你也必须要以一种情感投入的方式接近这种暴露。这意味着你必须注意到暴露时令人痛苦的方面，而不是竭力地回避或是假装它们不存在。

这在真实和想象暴露中都是适用的。例如，你假装认为癌症病房是心脏病病房，以此来减轻自己的痛苦，那么练习的效果就会不那么有效。因此，在暴露练习中，你要考虑你担心的潜在伤害。例如，你害怕使用公共厕所，那么暴露练习就是去公共厕所，你在那儿的时候，同时应该考虑自己对于厕所担心的是什么（例如会得性病）。同样，在想象练习中，包括预期的疾病在内，你都应该尽可能生动地去想象。

第四章
设计治疗计划

你要决定的第一件事情是，这项治疗计划需要多长时间，以及应该有怎样的集中性。本书中所说的治疗计划是比较灵活的，你可以根据自身情况设定疗程长度。如果你的症状相对来说比较严重，我们建议你做集中治疗，在一个月的时间内，每天努力完成暴露练习的所有日程安排。如果你的症状相对来说比较轻微，那么只需在2～3个月内每周利用几个小时的时间进行治疗就足够了，直到你克服了主要的强迫观念和强迫行为。如何分辨强迫症状的严重程度呢？你可以参照已在自助手册第三章完成的症状分析。如果你的强迫思维和仪式化每天能持续2个小时以上，那么你可能就需要一个集中性的，每日都要进行的治疗。除此以外，你还要根据每周的进展情况适时地调整治疗计划。

治疗开始

本章将详细讲述一个为期三周的集中自我暴露和仪式化阻止的治疗计划。你可以尝试着遵循这个集中治疗计划，或是选择以较慢的速度进行治疗。但是要特别注意的是每天都要做家庭作业。

在制定治疗时刻表时，你需要规划好自助方案的三个重要组成部分：想象暴露、真实暴露以及停止仪式行为。一旦计划好了要做的练习，就可以如实地实施你的方案。

创建你的想象暴露练习

回顾练习 2.2～2.5 已经列出令人烦恼的情境清单，你对它们的感想，以及如果你不能回避或仪式化时害怕会发生的坏结果。从这些清单里面，你要识别出最令你烦恼的情境，然后编出一个故事。这个故事就是一个想象剧本，因为你要用它来帮你想象自己就在那种情境之下。在你编写想象剧本之前，读一下下面给出的故事案例，想想自己的故事该怎么写。

想象剧本案例

你需要开车去一趟市场，但你不想去，因为下午快过了一半了，这个时候孩子们正离开学校。去市场需要经过学校，你担心自己的车会撞到孩子。但你真的需要去市场，所以你走出门，坐上车，发动了引擎。今天阴天，天空正飘着小雨。你打开挡风玻璃上的雨刷，雨刷来回地挥动，发出轻柔的嗖嗖声。

你在车里坐着，想着自己不想开车路过学校。随着引擎轻微地震动着汽车，你的心跳加速，因为你知道汽车与一个弱小儿童相比是多么大，多么有力量。然后你记起自己必须要去市场。车正在行驶，只听叮咚一响，你用力踩下了刹车闸。然后你放开车闸，车继续前进。

你重新上路，向市场驶去。你可以看到前面青砖建造的学校，有些孩子正在人行道上走。在交通灯旁站有一个身穿蓝白制服的协管员，防止一些孩子跑到街道上去。你越来越接近学校，成群结队的学生正穿越人行横道。不时地会有一个孩子无视街上来往的车辆，蹦蹦跳跳地闯到大街上去。

当你开车经过一大群孩子时，你感到车子撞了一下，然后是一声尖叫。你立刻紧张起来。虽然你没看到你车前有孩子，但是你想自己一定是撞了人。当你想到一个孩子可能正被压在你的车下时，你突然浑身冒汗。你已经听到了人被行驶的汽车拖行的声音，你明白一个孩子弱小到即使倒在你的车下你也看不见。你听到了警报声，

看到了闪烁的灯光，心想这可能是前来救助受伤儿童的救护车。你看到更多的孩子朝你刚才在的方向跑来，你想他们一定是来观看这场事故的。你感到自己一定是做了可怕的事情。

这仅仅是一个例子，你的描述不一定完全像这样。如果你能够想象着自己身临那种痛苦的情境的话，那么写这种描述就简单多了。想象自己正在那种情况中，你决定不再做仪式化的行为了。现在就写出下一步会有什么可怕的事情发生。你的描述必须长到足够用 3 分钟的时间大声读出来。一旦你写出来了，就可以将其录制在 3 分钟的音频盒式循环带中。这种盒式循环带常用于在答录机上传输信息。环式磁带可以持续播放相同材料而不需要倒带，可以在办公用品或音频设备店买到。你应该买三四个这样的环式磁带。磁带有不同录制长度的，所以要确保你买的是那种 3 分钟长的。千万不要试着去倒带，这会损害磁带。

以下提供写故事的一个好方法：

- 从你所列的清单里挑出一种情境。
- 用清单中所列出的感想、想象、冲动以及令人恐惧的结果提醒自己，如果你处于这种情境下，头脑中将会出现什么东西。
- 想象一下你自己身临其境，然后只是写下将要发生的事情，比如，

a. 这种情景是什么？
b. 你正在做什么？
c. 你想到或感受到什么？
d. 其他人在干什么？
e. 将有怎样坏的结果出现，你将如何应对他们？

现在，根据上面步骤 1～3 先写下你的想象剧本。然后，回顾一下你创造的想象情境，确定这些与你身临其境时产生的痛苦相匹配。在你录制下这些情节之前，让一个助手用钟表记录下你朗读的时间，如果这个想象剧本超过了 3 分钟，你就可以读得快点或是把故事弄得短一点。如果读的时间少于 3 分钟，你就可以读得慢一点或是增加一些情节到想象剧本中。当你能刚好用 3 分钟的时间读完剧本时，就可以把它录制到 3 分钟式

音频盒式循环带中了。然后重放一遍，听听录制得对不对。

录音带没有必要录制得很完美。如果录制期间你犯了个错误或者某个单词没说清楚，只需继续进行下去。如果确实录制好了剧本，就要完整地播放一次，然后重放。

用练习 2.2～2.5 中你所列的其他两三件最令人烦恼的情境、想法及意象重复这个过程。随着治疗计划的进行，你可以根据需要尽量多地创造出各种不同的强迫性恐惧，但是开始的时候，仅仅是编写三四个让你最烦恼的情境就可以。提醒自己编制剧本的一个好办法，就是回顾之前列出的关于如何做的一些建议。

在做每个 3 分钟痛苦剧本的录制时，要注意将磁带分类。用标签标明不同的磁带所描述的不同情境。在想象练习中你将用到这些磁带，来帮助你想象自己正处在这种情境中。这些录制好的磁带剧本会提醒你恐惧情境或想法的细节，并帮助你更长时间地专注于那些图像。

计划想象暴露练习

当你准备好开始想象练习时，指导方针如下所述：

1. 找一台磁带录音机。一台带耳机的便于携带的磁带录音机是很实用的，利用它你就可以灵活地选择做练习的地点。

2. 检查事先准备好的循环播放磁带。

3. 从录制的最小痛苦水平的磁带开始。

4. 开始播放磁带，闭上眼睛，听磁带中的情节，想象故事现在正真实地发生着（练习中保持眼睛是闭着的）。

5. 保持想象，至少到你的痛苦有明显的减少。

6. 应用想象练习记录表来监测每次想象练习（必要时你可以复印这些表格），记录下你那天所练习的剧本的题目，并检测你的最高和最低痛苦水平。

7. 一旦你对某一剧本的痛苦在几次练习中都保持较低水平时，就可以停止该项练习了。

8. 继续你的想象练习，直到你能够成功地应对准备的所有剧本。

想象练习记录

日期＿＿＿＿＿＿ 开始时间＿＿＿＿＿＿ 结束时间＿＿＿＿＿＿

想象描述＿＿＿＿＿＿＿＿＿＿＿＿

初始焦虑水平（0～100 SUDs）* ＿＿＿＿＿＿＿＿

练习结束，评估你的不适度：

- 初始 5 分钟＿＿＿＿＿＿＿＿＿＿
- 最不舒服的时期＿＿＿＿＿＿＿＿
- 结束时＿＿＿＿＿＿＿＿＿＿＿＿

*0 SUDs：无焦虑；100 SUDs：最高焦虑值

在下面描述一下在练习过程中你获得的经验和遇到的困难：

＿＿＿＿＿＿＿＿＿＿＿＿＿＿＿＿＿＿＿＿

＿＿＿＿＿＿＿＿＿＿＿＿＿＿＿＿＿＿＿＿

＿＿＿＿＿＿＿＿＿＿＿＿＿＿＿＿＿＿＿＿

＿＿＿＿＿＿＿＿＿＿＿＿＿＿＿＿＿＿＿＿

计划真实暴露练习

回顾一下你在练习 2.2 中的所编制的痛苦情境清单。使用这份清单，连同已经制定好的想象剧本，来组织暴露练习日程。

用接下来的指导原则规划你的暴露任务：

1. 从中等程度痛苦的情境开始，大约 40～50SUDs。

2. 在每个练习阶段，都要持续地待在情境中直至不适感有显著减轻。记住：通过离开情境来减轻痛苦会强化你的强迫症问题，而不是能帮助你控制它们。

3. 每天都要练习，每次至少 1 个小时。持续的、长时间的暴露是有效的；中断的、短期的暴露是无益的。

4. 记住：如果在暴露时期痛苦没有减轻，那么就再重复一次更长时间的练习。

5. 注意暴露练习中情境的细节。记住，在暴露中试图通过假装做别的事情来减轻痛苦会限制练习的有效性。

6. 使用下面的真实暴露练习记录表监测每次暴露练习（如有需要可复印此表），记录下当天练习的情境、对象或意象，并且定期检测自己的痛苦水平。

7. 一旦你对于特定情境或想法的痛苦数天都维持在较低水平，就不需要再做这项练习了。

8. 继续你的暴露练习，直到能成功地应对清单上最痛苦的情境或图像。如果你不面对引起最大痛苦的情境，就很可能失去在治疗计划中已经获得的部分成果。

真实暴露练习记录表

日期__________ 开始时间__________ 结束时间__________

暴露情境______________________________

在练习会议中，评价你的不适度（0～100SUDs）*

开始______________________________

10 分钟______________________________

20 分钟______________________________

30 分钟______________________________

40 分钟______________________________

50 分钟______________________________

60 分钟______________________________

70 分钟______________________________

80 分钟______________________________

90 分钟______________________________

100 分钟______________________________

110 分钟______________________________

120 分钟______________________________

*0 SUDs：没有痛苦；100 SUDs：最大可能的痛苦

在下面描述一下在练习过程中你获得的经验和遇到的困难：

____

____

____

____

计划阻止仪式行为

计划阻止仪式行为的第一步是在练习 2.5 中回顾一下你的仪式行为清单。理想状态下你当然应该从治疗开始就停止所有的仪式行为，但是首先必须要注意的是，你是什么时候、如何进行仪式化的，而且要记录下你的仪式行为。

如何监控你的仪式行为

仪式行为控制有两个目的。它能增强你对仪式动作的认识，为你提供一个准确的图像。如果你是无意识的或在没有太在意的情况下进行仪式行为，那么监控就特别有用（显然，很难停止你没有意识到的仪式化行为）。人们通常觉得自我监控是难以承受的，但对控制仪式化行为来说，这是一门极其重要的技术。行为的自我监控本身就是一种强有力的治疗手段，它能够帮助人们练习自我控制，这很可能是因为它能帮助人们意识到自己正在努力地控制什么。自我监控的另一个好处就是，治疗师可以利用它来监测你的进展情况，并对治疗练习做出相应的调整。

要监控你的强迫行为是很难的，尤其是当你有太多强迫行为或者还不习惯注意它们是何时发生的时候。仪式行为的自我监控表会让你更容易地记录下这些强迫行为（图 4.1 是一个如何在仪式自我监控表中记录的例子。这些表格可在心理公司买到）。

当你在记录自己的强迫行为时，请记住以下几点：

1. 不要猜测你花在仪式行为上的时间，使用钟表来测定实际时间。在开始仪式前记录下时间，结束时再记录一次时间。在你清醒的时候时刻带着监测表。一旦你注意到自己正在仪式化，就马上停止仪式，看看表，然后记录下时间。接下来，如果你继续进行仪式行为，那么注意停止的时间，并把它记录在表格上。随后，当你开始暴露和仪式化阻止治疗的时侯，就利用自我监控表来记录每天的过失。

2. 用简单的几句话写下仪式化的诱发因素（即刺激物）。这种诱发因素可能是一个想法、一个动作或是你面临的一个情

境。每个仪式的诱发因素不需要用太长的文字描述。

3. 非常重要的一点是，不能把记录推迟到当天结束或第二天的开始。以这种方式进行监测不会带给你太多的好处，而且很可能是在浪费时间和精力。

仪式行为自我监测表

要监测的仪式行为 **日期**

仪式一：洗手

仪式二：检查

在下表第二列里，记下引发仪式的情境或想法。在第三列里，写下仪式行为。在第四列里，写下执行仪式行为所用的分钟数。在最后一列里，用 SUDs（0～100）范围记录下痛苦水平。

时间	引发仪式行为的情境或想法	仪式	分钟	SUDs
上午 6：00～7：00				
上午 7：00～8：00				
上午 8：00～9：00	倒垃圾	洗手	3分钟	80
上午 9：00～10：00	出门	检查	2分钟	60
上午 10：00～11：00				
中午 11：00～12：00				
下午 12：00～1：00				
下午 1：00～2：00				
下午 2：00～3：00				
下午 3：00～4：00				
下午 4：00～5：00				
下午 5：00～6：00				
下午 6：00～7：00				
下午 7：00～8：00				
下午 8：00～9：00				
下午 9：00～10：00				

4. 每天结束时最好检查一下当天的自我监测表，以便于评估你的进展情况，发现存在的问题。检查表格也是在提醒你正确地使用表格。例如，如果你记得自己有过几次清洗行为，而当天的表格是空白的，这就提示你没有准确地监测自己的仪式行为。如果你和治疗师一起解决自己的强迫症问题，那么就要特别注意和治疗师分享每天的监测表，讨论进展和出现过的问题。

停止仪式行为的指导方针示例

以下是一些规则示例，是来访者发现在指导他们停止仪式行为时有用的一些例子。因为仪式行为有太多不同的个人模式，所以没有单纯的一组规则可以适合所有人的情况。这里的例子是针对清洗/清洁和检查行为的，因为这些仪式非常常见。

克制清洗/清洁仪式的指导方针

在仪式阻止阶段，限制身体上的用水量（例如，不能洗手，可以冲洗、用湿毛巾和洗衣服）；可以使用乳霜和其他化妆品（痱子粉、防臭剂等），但是如果你认为它们可以去污的话就不能使用。可以使用电动剃须刀剃须；可以喝水或用水刷牙，但要注意不能让水沾到你的脸上或手上；在监督下每 3 天洗 10 分钟的澡，包括洗头发。一种可施行的方法是洗澡时带着厨房定时器，时间一到就会响铃。有人监督你可能更好，可以帮助你监控洗澡的时间，10 分钟一到就会提醒你停下来。禁止有额外的时间或精力放在清洁身体某些部位上（如生殖器、头发）。

克制检查仪式的指导方针

在开始第一阶段的暴露和反应阻止时，尽量停止所有多余的检查。不要不自觉地检查你做的所有事情，即便是你已经习惯了的事情（例如，可以锁门但不要反复检查；可以把信投到邮箱，但不要以任何方式检查插孔，看信是否卡住）。只允许做有限的日常检查（例如，换车道时看一下后视镜，但不允许你每当有会出事故的强迫性困扰时就去检查镜子）。

在家里，你可以寻求亲人和朋友的支持，他们要事先被选定同意帮助你克制仪式行为。给你支持的人必须在你有无法抵

抗的检查欲望时，会如你所愿地在你身边。他们可以给你的协助包括：（1）拒绝帮助你检查或给你关于安全的仪式性的保证；（2）提醒你要想从强迫症中解脱，抵制检查的冲动很重要；（3）要一直陪着你，直到冲动降到可控水平。

为你的治疗计划安排时间

提前安排好如何为你的治疗计划留出时间，这一点很重要。并且，通知选定的家人和/或朋友关于你的治疗计划，以及他们要如何帮助你，这也是很重要的。

制订治疗计划的日程表

如果你选择做集中性的治疗，就需要有超过三四周的固定时间，每天都有时间做练习。这很可能就意味着在你治疗的月份里，你平时做的事情就要放在一边。如果你是全职工作或负责照看年幼儿童，那你就要考虑利用休假的时间，或是找人帮你照看孩子。否则，这些重要的实际活动就会干扰治疗计划的实施。

如果你正在选择一个不太集中的治疗，仍然需要在日程安排中留出时间来做暴露练习。一旦你决定了在这项治疗中的进度，就必须每天或每周都要拿出足够的时间来完成自己的目标。你应该制订出日程安排，什么时间做暴露练习以及要做多久，然后在治疗中严格执行计划。如果你不做日程安排，也不遵循的话，那么日常活动就会占尽先机，而你也会完不成目标。

告知家人和/或朋友

家人和朋友对强迫症的反应通常都是，接受强迫症患者的回避和仪式化行为。例如，一位担心污染的患者会坚持让自己的爱人和孩子在进屋的时候换衣服，或者不允许孩子的朋友来家里玩，因为他们不会遵守这些回避和仪式化的行为。

也有其他的方式让别人陷入自己的强迫症状中。可能你会重复地问别人以确保情况是安全的，或者自己做足够的仪式化行为。如果你的家人或朋友向你再三保证这些事情，那么长期来看这很可能加重了强迫症状，虽然短期内你可能觉得好点。

如果家人和朋友卷入了你的强迫回避和仪式中，那么你要注意的是，跟他们说停止这种行为，然后向他们解释你要在治疗中完成的目标，让他们也为你的治疗计划做好准备。但是，你必须知道，让某些朋友或家人停下他们一直以来做的事情，这可能是有难度的，尤其是他们不想你这么难受的时候。这么多年迁就你的这些回避和仪式化行为，他们都已经习惯了，很难改掉！因此，你需要提醒那些对你很重要的人，他们必须拒绝再给你关于安全仪式化的保证，拒绝因你而回避或仪式化。

比如，为了你，你的爱人已经习惯了从地下室进家门，一进门就脱衣服洗澡，那么你就告诉你的爱人要从前门进，把衣服放在沙发上。类似地，家里人可能会发现总是他们做各种家务事，因为你想回避恐惧情境，所以他们已经把做这些事情当作一种责任。那么你就必须告诉他们，你得承担起自己因强迫症而避免的责任。

你的家人要改变应对你强迫症的一些方式，没有他们的合作，治疗计划是不会成功的。特别声明：

1. 家人必须停止效仿你的仪式化和回避行为。比如，他们必须不再为你而过度洗手、反复检查门或家用电器。

2. 家人必须停止为你提供有关强迫性担心的任何保证。比如，“我是不是把猫杀了？”或是“我是不是应该给警察打电话，确定一下我在开车的时候没有撞到人？”当你问这些问题时，家人必须不要再给你一而再再而三的保证。相反，他们应该提醒你，给你保证会破坏疗效。

这些指导方针适用于你的朋友、爱人、孩子、父母、兄弟姐妹等。如果你一个人住，就想想自己是否把你的朋友或者亲戚也牵扯到你的强迫症中来了。如果这样，就告诉他们你的治疗计划，并且告诉他们这些新的原则。

选择一位支持者

治疗过程中，当你做暴露练习对抗仪式化的欲望时，你可能会感到很痛苦。找一位朋友或是你的家人，能理解你在努力做的事情并且希望帮助你的人，这会对你很有帮助。治疗过程中，你所经历的痛苦如果有了社会的支持可能就会容易忍受些。通常一个人不能总是有时间，所以多找几个支持者更实际些，安排他们的时候需要每天都有人在。

很关键的一点是，你必须告诉支持者你做的是什么练习，你试图停止的是什么仪式行为。例如，如果你既有检查仪式又有清洗仪式，而且你首先就要选择着重点放在清洗行为上，那么就该让支持者知道你的计划。否则，那个人可能会努力地帮你对付检查行为，而这时你并没有准备致力于这些行为。

下面这几条原则可以指导你挑选支持者：

1. 他们必须对你和你的治疗计划抱有乐观的态度。

2. 他们必须有时间帮助你。

3. 他们应该有时间陪你参与一些愉悦的社会活动，比如散步、聊天、购物，等等，这样可以帮你抵抗住仪式化的欲望。

4. 当他们发现你偷懒或者有仪式化行为的时候，不能强迫你或者不尊重你，相反，他们应该提醒你关于你的治疗计划，帮助你从这种欲望中转移出来。

开始暴露和仪式阻止练习

正如之前提到的，你可以自己选择更集中一些的或是不太集中的治疗计划。以下几个条件可以规定出你的治疗计划要有怎样的集中性：症状的严重程度、想缓解症状的急迫程度以及你可以付出多少时间和精力在治疗上。如果你的症状相当严重，也就是说，症状给你造成了相当大的痛苦，而且你的强迫观念和强迫行为每天都要花去至少 2 个小时的时间，那么你就应该认真考虑选择集中性的治疗计划。即使你的症状没有那么严重，但是你很想快速缓解症状，那么集中性的治疗也是更可取的。

如果症状不严重，而且你每天没有那么多的时间和精力来做治疗，那么采取循序渐进的治疗方法也是可以的。

下面的材料可以指导你进行集中性的治疗，然后建议你怎样从集中治疗更改到更循序渐进的方法上来。宾夕法尼亚州大学的健康科学/医学学院下属的阿勒格尼大学焦虑症治疗和研究中心推荐的集中治疗，包括每三周 2 个小时的 15 次暴露练习，另外，加上每天 2～4 个小时的家庭作业。会议都是从意象练习开始，想象你害怕的灾难性后果。

做想象暴露有两个原因。首先，在想象中面对恐惧，然后在现实中再面对时就会更容易些。比如，想象自己触摸马桶座圈要比真的去摸容易得多。这样，想象就为你可以面对真实情境做好了准备。其次，有些恐怖情境只有在想象中才能进行，比如伤害你所爱的人或者烧毁自己的家。

大约 45 分钟的想象练习后，你就可以开始面对会引起你仪式化欲望的真实情境或物体。这就到了治疗计划中很重要的一步：仪式化阻止。一旦你故意引起了仪式化的欲望，就要阻止自己做任何仪式化的行为。

集中暴露练习要做超过三周的时间，而你要从中等焦虑水平的情境开始，慢慢地面对越来越难的情况。一旦你开始了暴露练习，就要每天都添加一个新的更难的暴露情境。一周后，你很可能就会面对最令人烦恼的情况。在治疗计划的第二周和第三周，新的情境就要变成暴露练习的一部分。

如果你刚开始的时候面对的是很低痛苦水平的情境，那么你就会浪费时间，因为面对这样的情况不会让你学会太多东西。同时，开始于清单中 SUDs 等级最高的情境也是不可取的，因为这些情境会引起不可承受的痛苦，会让你很难改正关于伤害的错误想法。

第五章 暴露治疗计划模式

这一章描述了几种不同的强迫观念和强迫行为的暴露治疗计划模型。这个案例是许多不同来访者的综合经历，而不是对单个来访者的真实描述(阐述案例用了折中的办法，同时保护了来访者个人的隐私)。

清洗仪式的暴露治疗计划模型

有强迫清洗仪式的人清洗是因为觉得被什么东西污染了。这种被污染的感觉很痛苦，引发了清洗和清洁的冲动，他就会试图以此来缓解这种痛苦。有的人认为污染物会让自己或别人得病，甚至死亡。有的人则担心，他们关于污染物的焦虑会不断累积，导致精神失常。担心污染物引起灾难的人可以在治疗中进行想象暴露，而无休止地焦虑的人则应该主要在真实情境中暴露（这里举的例子既包括想象暴露又包括真实暴露）。

清洗行为的集中暴露练习日程表

Lee 觉得被体液污染会致使自己患病。除了感觉糟糕外，这种恐惧还给她带来了一系列的问题。因为害怕体液，所以她避免接触人群。她认为，大多数人在用完厕所后很少会认真清洗，因此，大多数人和他们碰到的东西都会被厕所的细菌污染。当然，远离人群限制了 Lee 能够维持的人际关系的数量与质量。她的家人与她关系紧张，因为他们不能忍受她的毛病，她每次

接触到未灭菌的东西后都要用力地洗手。家里人并不经常去看她，因为这些冲突令他们很痛苦。Lee 也避免去他们那里，因为觉得那里对她而言不够干净。她的朋友和家人很难享受跟她在一起的时光，因为 Lee 经常会因为清洁问题而变得焦虑，不停地质疑，为了洗手会执意扰乱正在进行的活动。Lee 的朋友都因为这些问题离开了她。因此，当她特别固执于自己的强迫思想时，大部分时间就是独处。Lee 喜欢狗，也很想养一只来做伴，但是她看到自己不能控制狗碰什么东西时，她又不愿意让狗在家里走来走去。她的孤独强烈地促使自己寻求治疗强迫症的暴露练习，即使她很害怕暴露练习的某些方面。

Lee 的治疗计划包括对体液和因此得病念头的想象暴露，还有就是真实暴露于和体液接触过的东西中，同时要控制清洗和清洁行为。对 Lee 的害怕情境进行等级划分，可列出 SUDs 的等级率：

- 触摸办公室地板：50 SUDs
- 碰电话：65 SUDs
- 坐在饭店的椅子上：65 SUDs
- 坐在医院的椅子上：70 SUDs
- 握别人的汗手：80 SUDs
- 在公共厕所触摸马桶座圈：85 SUDs
- 触摸手纸上的尿液：100 SUDs

仪式化阻止

Lee 为了消除污染，花了太多时间来清洗和清洁，所以她要严格控制身体的用水量。在治疗计划的前两个星期，连续三天的疗程中，她不能洗手，可以冲洗或用湿毛巾。Lee 可以使用乳液和其他化妆品（痱子粉、除臭剂等），因为她觉得使用这些东西后不会消除什么污染（它们不是“消毒剂”）。刮毛的时候是用干的电动刮毛刀。Lee 可以喝水或刷牙，但要小心地避免水溅到自己的脸上或手上。她可以在监督下每三天洗 10 分钟的澡，包括洗头发。监督通常会协助性地帮助她控制洗澡的时间，10 分钟一到就得叫停。治疗开始之前，Lee 会首先清洗浴室里的管子，然后洗手，最后才清洗自己。在治疗阶段，她不能洗管子，也不准在洗澡前洗手，并且，也不准在洗完澡后再

次洗手。

Lee 的妈妈同意成为监督者。她要控制 Lee 的洗澡时间，如果 Lee 不能控制洗手的冲动，就要陪着 Lee，直到她洗手的欲望降低到可控水平。如果她的妈妈发现有任何违反仪式化阻止的规则，就要提醒 Lee 仪式化会强化强迫症，而且应该跟治疗师讨论这个问题。

Lee 的妈妈可以帮助她停止做仪式化动作，提醒她阻止仪式化可以缓解强迫症的重要意义，但是不能与她争论或有肢体暴力行为。第一周，Lee 的妈妈为她洗澡计时，时间一到就提醒她。第二周，Lee 洗澡时自己计时，用厨房计时器设置 10 分钟的时间。

每日暴露练习

第 1 天：暴露治疗计划的第 1 天，Lee 用手去摸她工作地点的办公室地板，把车钥匙放在地上，然后再把它放在钱包里。她也开始进行仪式化阻止，所以随后不可以洗手。她花了几个钟头的时间来适应自己的“脏”钥匙和“脏”手。

第 2 天：Lee 重复了第 1 天完成的暴露练习。除此以外，她还在没有用手绢或纸巾的情况下直接拿起电话，放在耳边，像通话似的持续了大约 5 分钟。在这一天，她重复做这个练习大约 10 次，并且都没有洗手。她不拿电话的时候就随身带着一张纸巾，这张纸巾是她拿来碰话筒时被“污染”了的。

第 3 天：Lee 重复第 1 天和第 2 天的练习。另外，她还去了快餐店，找了一张客人离开后还没有被打扫的桌子，然后坐在那张桌子旁边。她从侍者那里拿了一张餐巾，用它去碰桌子和椅子的表面，然后整天带着这张餐巾纸，并用它碰自己的脸。回家后，还用这张纸去碰门把手、灯的开关、盘子、叉子和床单。她继续用这张纸去碰家里所有能找到的东西，直到她觉得整个公寓都被“污染”过了。这项练习使得她家变成了暴露练习的场所，而不是逃避污染的温床。第 3 天她没有任何清洗或清洁的行为。

第 4 天：早上，Lee 在母亲的计时下洗了 10 分钟的澡。然后，她直接触摸了第 3 天拿来污染自己公寓的餐巾纸，再“污染”了自己，继续按照规定没有清洗行为。之后，Lee 去了一

家医院中拥挤的急诊室，坐在了候诊区的椅子上。她注意到在候诊区有一个人，穿着又旧又脏的衣服，她故意坐在离这人很近的椅子上。她用餐巾纸去触摸候诊区的一些椅子，然后像昨天做的那样把纸巾拿回家，再次污染她的公寓。她也跟身边可爱的狗狗玩，抚摸它的背，然后用那张污染了的纸巾碰它，这样纸巾能从狗身上沾点什么东西。

第 5 天： Lee 开始面对汗水的问题。这一天，她参加了一个宗教集会，与在场的很多成员握手，然后又偷偷地用手去碰自己的脸、头发和衣服。这达到了 75 级的 SUDs。比她最初评估的时候预期的痛苦程度要低一些，20 分钟内，痛苦程度就降到了 40 SUDs。然后她开始对汗水进行一个更难的暴露练习。她找了一个闹区，那里有很多人睡在街上。她给其中一个人一些钱，然后跟他握手，再用这只碰过那个人“汗”的手去触摸自己的脸、头发和衣服。这时的痛苦等级是 85 SUDs，大约 1 个小时后降到了 50 SUDs，并在这天结束的时候，降到了 25 SUDs。回到家，她用手去碰家里的各种物品、各个地方，“再污染”了自己的家。第 5 天，她依旧没有任何清洗或清洁的行为。

第 6 天： Lee 准备锁定在接触厕所和尿液上。从她自己家的厕所开始，Lee 把手放在厕所的马桶上面保持不动，直到痛苦等级降低到 40 SUDs。然后像之前做的练习那样，她用手碰自己的脸、头发、衣服、污染家里的其他地方。在完成这步练习后，她去了附近的一家饭馆，用手碰那里的马桶座圈。她也第 1 次没有铺上纸就直接坐在马桶上。然后回家，用手碰家里所有的地方。1 个小时后，这项练习的痛苦等级焦虑值从 90 SUDs 降到了 50 SUDs。然后 Lee 又去了那家店的厕所，特意用手了触摸马桶座圈上已经有了黄点的地方。回家以后，她像之前那样用手碰家里的各种地方。两个小时后，她的痛苦程度从 100 SUDs 降到了 55 SUDs；再过两个多小时，降到了 30 SUDs。这一天她也没有清洗或清洁。

除了上面所描述的真实暴露练习之外，Lee 也做了想象暴露。她给清单上的每种暴露情景都准备了一个故事。故事描述了情境和她的害怕感以及在自己面对情境而又没有仪式化的时候会产生的恐惧。举个例子来说，Lee 在去饭店厕所暴露之前，

她写了一个故事，描述她应该做什么，还有她害怕会发生的伤害性的后果。在她的故事中，在暴露于尿液污点不久之后，她就开始胃肠痉挛，因为公共厕所的细菌致使她患病了。然后她开始腹泻、呕吐、恶心、发高烧，不得不被送往医院。内科医师却不知道该给她怎样的治疗。她要想象这个故事 45 分钟的时间，然后在公共厕所做现实暴露。在想象过程中，她的 SUDs 水平降到了 70，然后逐级降至 40。另一个想象暴露是，Lee 想象着她坐在地板上，然后从地板上往自己身上弄灰尘和细菌（参见 Lee 触摸脏地板的想象剧本）。

Lee 的想象剧本：污染的地毯暴露练习

你看到地毯不是很干净，当你低头看地毯时立即感到紧张并且心跳加速。地毯上有一点线头和一些深色污渍，你意识到是人们在很脏的地面上走过把污渍带到了地毯上。地毯上满是鞋上的细菌，你知道这必是人们从街上、人行道和狗狗排泄尿和粪便的草地走过造成的。你要知道人们不会太关心自己去过哪儿，而且在进大楼时也不会仔细地将自己脚底擦干净。你并不想坐在脏的地毯上，你真的不想这样做，但是你知道要是做到这一点对于缓解强迫症状来说非常重要。那么你就坐到了地毯上。你不想用手去触碰地毯，但你要用一只手按在地面上来保持平衡，因为当你坐下时，地毯感觉起来凹凸不平。你看到手掌上有头发沾在上面。你知道现在自己的手和衣服已经弄脏了。你想知道自己在触地毯时是否已经将来自粪便的细菌弄到了身上。你认为这是必然的，因为那么多的人在这个地板上走过，而且你能看出来这个地毯没有经过仔细的清洗。你突然满身大汗，因为你意识到在接触了地毯之后你将不会去清洗来防止病菌。你想要站起来去洗手，但是你不会去做，而且对这种阻止你觉得非常不舒服。你担心你会因为这些细菌而生病。

在面对清单上的每个真实暴露情况之前，Lee 先练习想象暴露，要用到一个和她要做的真实暴露练习相匹配的故事。有时，当痛苦值非常高或者下降很慢时，她就练习 90 分钟的想象暴露而不是 45 分钟。练习想象对抗，想象着有害结果的发生，直到她的痛苦在想象过程中减弱，这一练习能够帮助 Lee 面对

现实生活中的实际状况。

如上所述，在开始她的暴露日程的同时，Lee 开始非常努力地停止自己的仪式化行为。除了每隔 3 天洗澡 10 分钟，她开始完全放弃清洗。洗澡时她只用很少的肥皂而且身体的每个部位也只清洗一次。她非常小心地避免重复清洗。在洗澡前没有洗手，也没有提前清洗管子和浴室。在她完成最困难的暴露练习之后，仪式化的冲动就大幅度减少了。从第 3 周开始，她恢复了正常的清洗，但是有限。她每天只洗澡 10 分钟，而且只在手明显弄脏的情况下才清洗（例如，不用仔细检查就能够清楚地看到、感觉到或嗅到脏的东西）。洗手限制在 30 秒之内，而且用完厕所后也没有像原来那样清洗。洗手之后，Lee 立即触碰她用来做暴露练习的“污染物”——餐巾纸。

在 Lee 的暴露治疗计划的第二周和第三周，她继续每天做已经在第 1～6 天做过的暴露练习，继续按照时间表上的要求有限地洗手和洗澡。此外，她还扩展了她的暴露练习，去各种不同环境中的公共厕所，例如购物中心、餐馆、办公大楼和当地的飞机场。在 3 周的集中治疗结束时，她坐在公共厕所马桶上的强迫痛苦已经减少到了平均 15 SUDs，这样她就可以停止每天的暴露练习日程了。然而，在日常生活中，Lee 会试图去发现自己是否还对之前困扰过她的污染情境有痛苦的反应。如果她察觉到了痛苦，那么就要把它当作一个信号，再在那种情境中做暴露练习，并且重复做，直到不再痛苦为止。另外，像在集中暴露治疗的最后阶段一样，她会继续遵循限制清洗和洗澡的规则（参见第四章中关于个人清洗仪式的仪式化阻止指导方针）。

集中治疗计划的修正

如果你没有严重的强迫观念和强迫行为（一天少于两个小时），并且你不能拿出每天几个小时的时间进行集中治疗，那么你就可以创建自己的渐进治疗计划。然而，像在集中治疗计划中一样，在开始暴露练习和仪式阻止之前，你需要完成所有的准备工作。这些步骤包括识别你的强迫观念、强迫行为、回避行为和对有害后果的担忧，然后将它们以各自的形式写下来，将能引起你的受污染感和清洗清洁冲动的主要

情况划分等级。

清洗行为的非集中暴露练习日程表

一旦你做好了引发强迫痛苦的情境清单，就要按照引起的痛苦值大体上做一下安排。你需要制订一个日程表，为你要做的暴露练习定好节奏。如果自己的强迫症状比较轻微而且仅有少数的情境可以烦扰到你，那么这个日程表就可以简单一点。你要决定每周练习多少天，然后你治疗计划的每个日子里都要留出一定的时间来。你必须每周练习至少一次。断断续续的练习是不会有太大帮助的。

在集中治疗过程中，你必须面对每个痛苦情境足够长的时间，并且要注意哪怕只是一点的痛苦缓解。一般来说，练习会议至少要有 30～60 分钟的时间才会有效果。并且，进行集中治疗的可取方法是始于中等程度的痛苦情境。如果你一开始练习得非常简单，你就不会从中获得太大的益处，而如果非常困难，你就可能发现这项练习是令人沮丧的。

如果你的强迫情况比较复杂，比如有几种不同类型的污物强迫观念困扰着你，那么你就要通过它们对你生活的破坏程度进行分类，然后从最令人烦恼的情境开始。举个例子来说，假设你很担心家用化学品、体液和汽车废气，其中对于体液的担忧最能干扰你每天的生活，那么就应该将自己的治疗计划开始于面对和体液相关的情境。一旦你有了相当大的进步，那么包括血液、尿液和粪渣在内的情境就不会再引发破坏性的痛苦，这时你就要继续做其他方面的练习。

非集中暴露治疗的潜在问题就是，在练习会议期间，你可能会倒退到练习时你曾面对的回避情境中去。这样就可以破坏你已经取得的进步。这种问题不会在集中暴露治疗中出现，因为此时你每天都要面对相同的情境。为了应对这种问题，你就应该不回避暴露练习期间面对的任何一种情况，即便是在日常生活中自然遇到的时候。

非集中治疗计划的仪式化阻止

像暴露练习一样，在非集中治疗中仪式化阻止的日程表也

可以做相应的调整。你故意面对污染物的时候，练习结束的当天不要有任何清洗或是清洁的行为。其他时候，也不要做任何仪式化的清洗或清洁行为，但是你可以像第四章所说的那样用正常的清洗规则来洗刷。

简而言之，如果有显而易见的污物，你可以清洗它，但不是去减轻污物带来的强迫痛苦。如果你不知道怎样“正常”地清洗，就与你的治疗师或监督者讨论一下。如果必要的话，他们可以为你演示一下简单而有效的清洁方法。洗澡是可以演示的，模特进入浴室，不脱衣服，并不是真的洗澡，然后完成所有洗澡的动作。你可以在监督者的监督下做练习，然后在他离开之后真正地洗一次澡。

记住，如果你在练习的日子里有仪式化行为，那么你就会毁掉在治疗中取得的进步，因为这是在强化你通过练习试图弱化的仪式动作。

检查和重复仪式的暴露治疗计划模型

存在检查和/或有重复仪式的个体，通常想通过仪式化来避免坏事情的发生。有检查仪式的人通常担心的是自己对火灾、洪水、“肇事逃逸”交通事故、各种各样的错误、入室行窃及疾病等事件是负有责任的。有些人故意重复一些动作，是为了消除或缓解头脑中的恐惧思想或是为了迷信似地阻止坏事情的发生。其他有重复仪式的人会一直重复着某个动作，直到他们觉得“对劲儿”了，但是没有要阻止伤害的想法，他们的这种重复是为了减少某种“不对劲儿”带来的不适感。

大多数的情况是，一个人既有检查又有重复仪式。然而，不论是检查还是重复动作都不能阻止伤害，也不会给他们带来长久的缓解，反而会引发更多检查和重复行为的冲动。这一系列的痛苦和仪式会持续数小时之久，通常直到筋疲力尽或有外界要求时才会停下来，但这种情况发生的几率很小，因为对他们来说，只有这样做痛苦才会消除。

Marty 在开车时总是害怕会伤到别人，甚至在家使用一些器械、锁、灯等东西时，也会怕伤到别人。让他尤为担心的是他那 4 岁的儿子，他总怕自己会把他摔到水泥地板上，或者担心孩子会从楼上掉下去。为了避免这些灾难的发生，Marty 总是一遍遍地检查这个那个，包括开车时周围的环境（有时直接检查，有时从镜子里看），关注他儿子的动态和状况，检查家里的一些器械、锁和灯。在做文书工作时，他也一遍遍地检查是不是有错误。

这些害怕伤害的痛苦和检查仪式给 Marty 带来了许多现实的问题。因为他花费了太多的时间在检查上，在他应该做别的事的时候却因为这种行为什么也做不了，他几乎总是花掉很长的时间却没有做任何事情。一整天下来，Marty 也做不了几件事，而且不管去哪儿都会迟到。Marty 和妻子有自己的生意，拥有一家小店铺，专营宗教书籍和教会用品，所以他已经习惯了持续工作，但是因为迟到他丢掉了不少顾客。他的店铺总是不能按时开业，因为开车上班时他总是花太多时间返回去检查一下是否出了事故。Marty 的妻子也在店铺工作，他们白天就把儿子带在身边。

由于店铺营业时间不够，眼下他们正面临财政问题。Marty 在填邮寄订购单的时候也遇到了麻烦，因为他总担心在填写的时侯会出错。只有在彻底地检查清楚后，他才敢寄出订单。有那么几天，Marty 会逃避寄出已经包好的订单，因为他讨厌极了每次填写订单时都要陷入冗长的检查工作中。当然，这种老是拖延的状况会使一些顾客失去耐心，转而去找其他的邮购提供商。Marty 的妻子会努力把他没有做的工作弥补上，但由于还得照顾孩子，她不可能完成所有的工作。Marty 不能照看孩子，因为他总是担心孩子会被伤到。而儿子就不明白爸爸为什么不愿花时间陪他玩。

Marty 的强迫症带来了一系列的财政和家庭问题，他的妻子不堪其扰，因此坚持要求 Marty 寻求强迫症治疗上的帮助。她给 Marty 收集了大量关于强迫症的资料和治疗方法。这些东

西帮助 Marty 理解了强迫症是如何扰乱了自己的生活的，而且知道了强迫症状是有可能得到缓解的。

Marty 的暴露 SUDs 等级如下：

- 使用灯和炉子：50 SUDs
- 打开门窗：60 SUDs
- 冲厕所时盖上马桶盖：70 SUDs
- 儿子在开着的楼梯口旁玩耍：75 SUDs
- 带着儿子走过水泥地板：85 SUDs
- 在拥挤的马路上开车：100 SUDs

克制检查的仪式

在第一阶段的暴露和反应阻止会议开始，Marty 克制住了所有的仪式化行为。只被允许做有责的日常行为（例如，出门的时候允许锁上门，但不可以再检查去确定门是否锁好了）。

在家的时候，Marty 的妻子会努力帮他克制仪式行为，她已答应帮助他，而且在如何帮助他的问题上接受了 Marty 和治疗师的指导。她答应 Marty，任何时候当 Marty 有抵抗不住的检查冲动时，她都会在他身边。当 Marty 向她求助时，她会提醒他暴露疗法的要求：尽最大努力地抑制住冲动。她会一直陪在 Marty 身边，直到冲动逝去。

仪式化阻止

在家的时候，亲戚或朋友会帮助你克制不做仪式化的动作。你应该教给他们在第四章里所阐述的预防仪式化的指导方针。每次在你有不可遏制的冲动要做检查的时候，就安排好支持你的人时刻在你身边。他们要和你在一起，直到这种迫切的欲望降低到可控水平。

每日暴露练习

第 1 天： Marty 的第一次暴露是想象练习。他想象自己没有适当地检查灯光，家里着火了（在这个练习中 Marty 要看想象练习手稿）。然后，在现实暴露时，他开灯关灯一次，开炉关

炉一次，打开门窗关闭门窗一次。在每次这种行为之后都要立即离开屋子，然后集中注意力地去想，自己没有检查这些事情。Marty 在整场会议中都重复这个过程，用不同的开关、电器和窗户。

第 2 天：重复第 1 天暴露的情境，但在每次任务中治疗师要在不同的房间里，以便患者不会受到治疗师的暗示，觉得自己做的事情确实没有伤害。除此之外，Marty 还要带着一个分类邮件的小盒子去办公室，把它密封起来，放在邮站。

第 3 天：重复前天的练习。另外，Marty 允许他 4 岁的儿子不在他的监视下在楼梯门口玩耍。

第 4 天：介绍一种新的想象剧本，即 Marty 确实把自己的儿子扔在了地板上。同时，重复前一天的真实暴露练习。还有，Marty 帮着他儿子越过实体地板。在商店时，他没有打开包裹检查就寄出了邮件。

第 5 天：重复前一天的练习。由治疗师陪着 Marty 在高速公路上行驶。返程的时候选择一条和外出时不同的路线，这样 Marty 就不会做一些偶然的检查。移走车内后镜窗，这样视线就不会老盯着车后面的地方。Marty 只是在换行车道的时候用车内的后镜窗。

第 6 天：引进一项新的想象练习：一场交通事故。Marty 再次驾车，和第 5 天的时候一样行驶于高速公路上，但是没有治疗师在场。他在行程结束后要返回诊所，描述在练习过程中自己的表现和体会。

第 7 至 15 天：Marty 继续在各种条件下暴露于上述所有的情境中，尤其要把重点放在最难的部分。行驶任务的变化包括夜间驾车、雨天驾车、在拥挤人潮中驾车、在有众多儿童的地区驾车。

想象暴露

Marty 的治疗从面对他最常见的忧虑开始——害怕若开着灯就会着火。在第一次会议中，他要想象因没有检查而发生了一场灾难。

Marty 的想象剧本：房子着火了

你忘了把灯关掉。你离开房子的时候没有检查灯或其他任何电器，而且决定不再回来检查。两个小时后回家。在你走近房前的时候看到附近有三辆消防车，你吓出了一身冷汗，你意识到可怕的事情发生了。你继续向前走，看到自己的妻子和孩子在外面，烟雾从房子里涌出。你感到无比愧疚，因为你知道，如果自己再对用电问题用点儿心，就会避免这场灾难的发生。

在三次想象练习之后，Marty 不再那么忧心于会意外给自己的家庭带来的损害和痛苦，因此，他的疗程和治疗就集中到了害怕伤害到自己儿子身上。Marty 练习想象着把儿子掉到了水泥地上，妻子和父母对此非常生气，责备自己太粗心。

Marty 的想象剧本：机动车事故

你正沿着一排房子行驶，路边停放着很多车，人们会突然从车之间走出来。你注意到，车撞了一个隆起物。你就想，万一自己不小心撞了一个路人怎么办？你感到心跳在加速，但是你没有停下来检查，因为你的确没有看到任何人被车撞。你继续行驶，然后听到一声警笛，看到闪光的警车跟着你。警察示意你停车。你因肇事逃逸被警察拘捕了，因为有人看见你在一排房子前停泊车辆的后面撞死了一个老妇人。

每一次记叙的描述都要延续大约 3 分钟，Marty 想象着它们大约重复 45 分钟。Marty 要特别注意任何一个最能引起他强迫性痛苦的想象画面（比如，看到自己的家人眼睁睁地看到房屋毁坏，或是对某起交通事故承担的责任）。

在这次集中治疗后，Marty 觉得好多了，不用感到太多的痛苦就能完成日常活动，甚至从强迫性的冲动念头中解脱了出来。4 年之后，他的检查行为降到了最低值，每天仅持续大约 10 分钟的时间。还存在的检查行为是检查他工作的地方门窗是否锁好，因为他的确是要负责每天结束后锁好所有的办公室及前门。Marty 觉得这种检查行为实际上是很有用的，而且他并

不觉得痛苦。

检查和重复行为的非集中性暴露练习日程表

要形成一个针对检查和重复行为的非集中性治疗计划，符合包括洗手仪式在内相同的整体考虑。使用清单上可以引起强迫痛苦的情境，依照他们引发的痛苦大体做好安排，需要做出一个暴露练习进程的日程安排表。非集中性的治疗会比集中治疗进展缓慢：如果你不每一天都挑战自己，那么你的症状也就不会很快改善。

如果你的强迫症不太严重，仅有很少的情况会烦扰到你，那么时间安排就简单许多。决定好你每周可以练习多少天，然后在可以练习的天数里留出一定的时间来完成你的计划。你应该每周至少练习一次。练习得越频繁，你就会越快地在强迫症的缓解中有所进步。如果你练习得很少，那么改善也会很慢，你就会对治疗方法失去信心。如果你对治疗方法失去了信心，你将很可能退出这项治疗计划，也不再会有任何进步。

接受集中治疗，你就应该用足够长的时间面对每一个痛苦情境，注意痛苦某种程度的减轻。记住，一般规律是每次 30～60 分钟的时间才会认为是一种有效的练习会议。同样，在集中治疗中，始于一种适度痛苦的情境是明智之举。如果你第一次的练习十分容易，就不会从中获益太多，如果很难，你会发现整个练习过程是令人沮丧的。

如果有几种不同类型的检查和重复行为烦扰到你，最好的办法就是根据它们对你生活的破坏程度进行分类，然后从最难的情况开始。那样的话，你就会首先进行对你最重要的事情。强迫行为的减少会使你的生活有翻天覆地的变化，这是一种很好的方式，可以激励你继续这项治疗。很难保持练习有规律地进行数月，因此，早些把最重要的事情标记出来是明智之举。一旦你对最具破坏性的强迫思想有了明显进步，那么你的成就感就会鼓舞着你坚持着将暴露疗法运用于较轻的症状上。就像先前说过的那样，要注意会有这样的可能性，你会倒退回自己在练习会议期间有时碰到的回避情境。处理这种情况的方式之一就是面对（至少一天一次）做练习时碰到的所有情况，即使

你还没有开始清单上新的情境。并且，如果你在日常程序中自然地碰到了它们，就应该不要回避已经练习过的情境。

非集中性治疗计划对检查和重复行为的仪式化阻止

非集中性治疗计划并不像暴露疗法的程序那样是以一种比较慢的节奏进行的，克制检查和重复行为也不是循序渐进地实施的。因为每做一次检查或重复行为，你的强迫性症状就加强一些。在参与非集中性暴露治疗的同时还继续做仪式化动作，就如同一只手从船里往外舀水，另一只手往里灌水。换句话说，每次仪式化的时候，你就会推翻竭力遏制冲动所取得的成果。简而言之，这意味着你必须至少是尽力克制住所有仪式化的检查和重复行为。你可以检查或是重复某些特别必要的事情（比如小孩的尿布是不是脏了，或是第一次钢笔水流不出来的时候再重写一遍你的签名），但是不要做任何不必要的检查或重复。

从检查和重复行为的暴露治疗中获得最大的益处

记住不是任何一种暴露都对强迫症有作用。从有利的一面来讲，暴露必须能激起强迫的痛苦，而且一直持续到痛苦在没有仪式化的情况下自行减弱。与害怕污染相比，与检查和重复行为作斗争更难形成一种长期的、持续的暴露练习。长时间触摸或握住一种污染物来引导一种长期的暴露会议练习，这通常是很简单（但并不容易）的事情。但是，引起检查欲望的情况通常不会持续足够长的时间，可以允许一个长期的暴露练习。寄几封信一般就几分钟的事，然后情境结束。锁门或关水龙头仅需几秒钟，不再需要别的什么活动。

如果你有检查仪式，而且长期停留在紧张的氛围中（比如，寄出一封信后还要站在邮箱旁 20 分钟、已经锁好门了还要再站在门旁 20 分钟），就会使练习的目的落空，因为待在这种情境中会导向“无意识”或是无心的检查。通常是，仅仅长时间没有伤害地待在问题情境中本身就是一种检查行为，它会减少你的痛苦，而且最小化暴露练习的挑战和有效性。

只有在你没有检查行为时离开，才会彻底地引发强迫痛苦，最好的暴露练习就是让痛苦能持续足够长的时间，然后自行消

退。为了最大限度地将暴露疗法作用于检查行为，你可以做两件事情。第一，每次暴露练习通常都包括几个暴露情景，你可以快速敏捷地出入，很少会有往返很长时间的情况。对你来说，长期的暴露就是指在你离开无检查行为情境后的很长一段时期。第二，你应该不断地提醒自己在进行的是什么任务，而不是再回头检查。这是另一种增强暴露练习效果的方法，在你离开情境之后也要坚持很长一段时间。

下面是低风险行为的一些例子，你可以特意阐述一下对检查行为实施暴露练习的一般方法。

1. 如果你害怕火炉会引起火灾，就试着打开火炉，在一个小时之内不要去检查。你甚至可以给自己一个更有难度的练习，故意离开房子差不多 1 个小时的时间。现代的火炉产品是很安全的，安装有计时器，在无人在场的情况下也可以“保温”几个小时的时间，一点也不需要人察看。

2. 类似地，如果你害怕忘了关灯，或忘了关掉其他普通的性能安全的家用电器（比如收音机或风扇），在没有监视的情况下试着尽量延长时间，让这些东西都开着。收音机、电视、灯、风扇、冰箱、空调，还有许多其他设备，在家里没人的时候会惯常地安全地由定时器或恒温调节器监控。它们控制温度，会让外面的小偷以为其是正在使用中的样子。当然，不能毫无禁忌地使用这些器具，暴露练习不应该包括太危险的练习项目（比如在窗帘后面放电暖气，或者把手放在正在运行的装置上）。然而，一般是低风险的情境就会激起强迫恐惧，而且要形成一些低风险的暴露练习并不难。

3. 如果你害怕破碎的杯子会掉到洗碗机下面，你可以把一个破盘子放到洗碗机的下面，然后再洗一摞盘子。

4. 如果你害怕写错账单，你可以故意地落下收款人名字的一个字母或是不签名。

5. 如果你害怕在对话时说错话，你就故意不纠正错误把话说错。

6. 如果你力求完美，害怕行为举止不够完美，那么你就故意地在指定的暴露练习阶段将“不完美”渗透到每个角落。

这些只是确切的低风险活动类型的几个例子，可以组成有用的暴露练习，帮助缓解检查的冲动。

如前面所描述的，有检查仪式的人是为了避免因疏忽而造成的灾难性后果。有这种行为的人主要是担心自己会造成灾难。当然在暴露练习中制造真实的灾难是不切实际的。因此，在避免灾难而出现检查行为的时侯，就想象自己暴露于灾难中。

囤积仪式的暴露模型治疗计划模型

如果你有囤积的问题，那么这个治疗计划的细节就会和清洁、检查和重复行为有很大的不同，但是基本原理还是一致的。首先，重点是弄明白囤积行为是怎样进行的。有的人用大量的时间囤积一些没用的废弃物品。另一方面，有囤积仪式的人用很少时间或几乎不用时间来囤积东西，他们的问题主要是避免丢掉东西。如果你主动地囤积一些废弃物品，你应该考虑停止这种囤积仪式。如果你主要是避免丢掉东西，那么你的仪式就主要是先从精神上评判一下扔每件东西的正反两面性，或是可以检查一下是不是扔了重要的东西或还会有用的东西。要想完美地分类的确是一个问题。当做出丢弃的决定令你极其痛苦的时候，有的人就干脆不丢了。囤积的东西就是这样累积起来的。

其他的囤积者对丢弃东西有着不可思议的想法。例如，一个人可能不敢丢弃剪下的指甲或头发，因为他担心这样做会造成某种程度上的伤害。有些囤积者有道德上的顾虑，就是完美主义地避免浪费任何东西。

可以从这些例子中看到，你需要弄清楚你的强迫症的本质是什么，这样你就可以列一个暴露练习的单子，找出你实际恐惧的是什么。如果你没有那种迷信，那么就要给你作一个想象剧本，假设你因丢弃旧报纸而导致别人死亡，这是没有意义的。同样，如果你没有主动花时间来收集无用的废弃物，那么在这项治疗计划中你就不用把精力放在这种痛苦上。

对很多囤积者来说，练习计划包括两个组成部分：一是丢弃大量的囤积物；二是练习用不完美的方式分类排序。这两种任务既相关又有所不同，把它们分开来想是很有用的，这样整个活动看起来并不是压力太大。

你已经囤积了多少废弃物了？假设你有 1 000 磅的东西要

扔，它们塞在几间屋子里。如果你试图认真地把所有的东西都归类，那么在很短的时间内你就会很坚决地要放弃，因为这项工作对你来说很痛苦，占用太多的时间。相反，不用把它们归类于哪些留哪些扔，你就会很快地丢弃废弃物。不分类丢东西的行为是一项很重要的暴露练习。你可以让助手仅仅是帮你把所有的废品搬出房间，或是租用一辆货车或垃圾车就把它们拖走。

一旦你没有分类就丢掉那些废品，那么你可能还要学着去分类，要没有痛苦、没有仪式地丢弃那些东西。如果这样的话，你的暴露项目就应该包括这种练习。要这样做，就要准备依次分类或丢掉小数目的物品，留下在不久的将来肯定会用到的东西。如果你不试着没有仪式或痛苦地分类和丢弃，你很快就会又开始堆积一些废品，虽然你在做暴露练习的时候已经做了很大的努力扔掉那些囤积的废弃物。

囤积行为的集中暴露练习日程表

Nader 担心的是会不小心扔掉将来某时可能会有用的东西，他积累了大量的报纸、杂志、旧衣服、邮件、商店的收据和用过的包装材料。有很多关于计算机、计算机编程、计算机组件的工具书。储藏的东西存在他的公寓里、外面租借的储物箱里，还有他的车里。另外，他的冰箱里放满了变味的食品，再也没有可放食物的空间了。

Nader 的强迫症并没妨碍他成为一名成功的计算机顾问。除了他会犹豫要不要删掉不会再用的旧计算机文件外，囤积的行为并没有太多地影响他的工作。然而，他的情绪和社会生活深受影响。Nader 觉得他的公寓是令人作呕的，而自己也是一个令人讨厌的人，因为他从没有打扫过。他其实是一个很友好、可爱的人，也有一些朋友，但他避免让任何人走近自己，因为他为自己和自己的公寓感到羞愧。数年来，他没让任何人进入过自己的房间。若是家里的电阀门有问题，他就自己解决，因为他不想让房东发现自己的家里一片狼藉。他害怕如果房东发现的话，他很可能就被赶走，因为那些废品是健康和安全的隐患。公寓里放满了废品以至于 Nader 都不能再在那儿待下去了。

他把大部分时间都放在工作上，工作到很晚，周末也工作。他喜欢他的工作，但是他宁愿不花这么长的时间在工作上，因为他觉得自己在工作之外没有真正的生活。他在家唯一可做的事情就是睡觉和洗澡。他会把废品拿下床，这样他就能睡在那里。浴室里也有堆积的废品，但是他还可以洗澡、用水槽和马桶。

Nader 的暴露项目如下：

- 丢掉办公室里的旧报纸：50 SUDs
- 丢掉办公室里的旧杂志：55 SUDs
- 丢掉旧的包装材料：57 SUDs
- 丢掉旧衣服：60 SUDs
- 整理收据，扔掉大部分：75 SUDs
- 挑出新邮件并丢掉大部分邮件：75 SUDs
- 丢掉存在车里的废物：85 SUDs
- 清空冰箱并不加分类地丢掉所有食物：90 SUDs
- 清空储物箱并丢掉里面的东西：95 SUDs
- 清空家里存放废品的房间并扔掉所有废品：95 SUDs

每日暴露练习

第 1 天： Nader 把一箱旧报纸和杂志带到治疗师的办公室。治疗师和 Nader 一起把所有的东西倾倒到垃圾桶里。治疗师演示如何迅速丢掉垃圾而不必仔细检查每样东西。可以允许粗略地检查，也就是说，允许 Nader 在丢东西的时候看着这些东西。贵重的东西可以保留，但在这一箱报纸和杂志中没有一样是贵重的。家庭作业是，Nader 在家里选择一箱报纸和杂志并以在治疗师办公室所做的同样方式丢掉。第 2 天 Nader 要带来另一箱材料，如一大袋子的旧包装材料。

第 2 天： Nader 在治疗师的监督下丢掉一箱杂志和报纸。同样地，Nader 丢掉新带来的这一大袋的旧包装材料。治疗师陪同 Nader 去其中一个租用储物箱的地方，检查里面的东西，与 Nader 一起选取一箱垃圾并立即丢掉。家庭作业就是 Nader 在家里像丢掉一箱旧包装材料一样丢掉另一箱报纸和杂志。第 3 天，她要选择两箱旧衣物和一箱存放的收据并带到办公室。

第 3 天： Nader 在治疗师的监督下丢掉两箱旧衣物。治疗师演示把储存的收据分类以便丢掉。除了那些昂贵设备的保单，把

所有的收据都丢掉。如果收据面值不到50美元就立即丢弃。每个收据都要立刻下决定，不允许延时检查或审议。如果对是否保留某一收据有疑问就要立刻丢弃。只有那些明显重要的收据才能保留下来。2英镑左右的收据都要丢掉，不保留丝毫东西。家庭作业就是Nader重复第1天和第2天的丢弃家庭作业，同时要再丢掉一箱旧衣服和一小盒子的收据。

第4天：Nader把从第1天治疗以来收到的所有新邮件都带来，并带来一个检查本。对于广告，不必打开就要丢掉（例如，一个标记着“内有宝贵的优惠券”的信封和一本当地超市的广告册子）。对于其他邮件，迅速打开，并浏览5秒钟，除账单、支票或个人信件外，都要丢掉。如果发现一个有用的账单，立刻记下来并且在这次治疗期间把付款寄出。除了在这个检查本上有记号的账单，不必保留任何支付账单的记录。治疗师陪同Nader一起驱车到隶属医院的附近的一个垃圾箱处。治疗师演示快速丢掉衣箱和汽车座位上的旧报纸、瓶子、铝罐、杂志、旧衣服及食品包装。然后Nader快速地、不分类地丢掉储存在汽车里的大约75%的垃圾。家庭作业就是让Nader丢掉储存在汽车里的剩余的25%的垃圾。此外，要Nader购买一箱垃圾袋以便下次使用。要Nader立即整理、删除或回复任何新邮件。

第5天：治疗师在Nader家里与她见面。一起清掉冰箱里75%的东西，并把这些东西装到塑料袋里，然后搬运到公寓楼的垃圾堆上。家庭作业是要Nader租用手动搬运车并带到公寓里，以便随后几次治疗使用。

第6天：治疗师在Nader家里与她见面。他们一起把成箱和成包的报纸、杂志和其他垃圾装到搬运车上，然后推到公寓楼的垃圾堆处，不允许对这些袋子和箱子里的东西进行任何详细的检查或分类。如果有一个箱子或袋子里是衣物，就留作以后的治疗使用。在这次治疗中要丢掉大约5%的存储垃圾。家庭作业就是要Nader花费1小时的时间把垃圾运送到垃圾堆处。

第7～15天：继续并进行1～6天的练习。剩余的大部分时间都花在每天丢掉公寓的大量囤积材料上。治疗师在某天到Nader的家和储物箱处访问。其他日子见面的地点在治疗师的办公室，在那里讨论前一天和第2天的功课。某些日子，Nader安排朋友来家里和储物箱处看望她，以帮助拖运东西。每天大

约丢掉10%的存储材料，这样到第15天的时候几乎已把所有的垃圾都丢掉了。15天的日程安排结束后，Nader就把剩余的垃圾全丢掉了。

囤积行为的非集中暴露练习日程表

在某种程度上，比起其他强迫形式（比如清洗和检查），囤积行为本身更适合非集中性的治疗计划。因为对有囤积者来说有两个重要的任务，一个是丢掉大量的废弃物，一个是学会正确的分类，以便不会再积累新的废物。当有很多房间和储藏室都放着要扔的废物时，扔东西的工作会或多或少地延长一些时间，这取决于实际情况，不是暴露练习的一种妥协。

如果你想比在集中治疗中更循序渐进地对付储存行为，那么你就要决定每天只花费15～30分钟的时间丢弃废物，甚至可以隔一天，不管你有多少东西。当然每天你扔得越少，你身边的废品堆积的时间就越久。

然而，不管你每天扔多少东西，非常重要的一点就是要学着用一种新的、非仪式化的方式来整理和丢弃东西。否则的话，你在扔东西的时候所用的时间实际上会强化强迫症状！举个例子来说，如果每天你花15分钟的时间扔东西，但是每天只是除掉几个废邮件，或是扔掉一件衣服（因为那时你在极小心地分析什么可以扔），这个是不会帮助你战胜强迫症的。储藏行为的非集中暴露练习中的重要因素不是你每天扔掉的废品重量的数字，而是你是否在用没有仪式化的、非完美的整理方式丢掉它们。

上面描述的模式化的集中治疗包括一个治疗师训练个体怎样正确地整理归类。不管你是在进行集中治疗还是非集中治疗来去掉你的储存行为，你都可能已经对苛刻的分类整理习以为常，完全地忘记该怎样快速地分类、丢弃废品。

如果你没有自己的治疗师，你可能会去请一个支持你的朋友或是亲人来向你展示怎样丢东西。然而，从一个朋友那儿寻求这种帮助是很复杂多变的。因为试图把大量积累的废品用一种“正常”的方式来进行分类很可能不切实际，压力过大。相反，你应该主要学习“正常”的分类方式，要用最新拥有的材

料（比如今天的邮件）。留了 5 年的旧报纸和旧杂志就不用整理了，这些东西就是要直接扔了。如果在储藏行为的暴露疗法中你没有一个有专业技能的治疗师指导的话，你就用这个经验方法：如果在情感上你承受不住，那么就是你做了太多的分类整理工作，没有丢掉足够的东西。

排序仪式的暴露治疗模型

排序仪式是在个体发现某种特别的东西不在原位上的时候所形成的。对有强迫排序行为的人进行的暴露疗法包括：有意弄乱他们力求保持有序的部分生活环境，让事物处于无序状态，这样他们的痛苦就会自然减少。通常情况下，有排序仪式的人会将东西放在一个有序状态下，试图用这样的方式减少痛苦。

有些人有迷信想法，认为如果不把东西有序地放好，可怕的事情会发生在自己身上或是自己关心的人身上。其他人则不会想到无序状态会召来灾难性后果，只是在事情感觉“不对劲儿”的时候不太舒服而已。在旁观者的眼里，遵循这种固有的顺序可不是一件容易的事。有这种强迫症状的人觉得对的地方在别人眼里可能就是不对的。

比起生活环境中物体的位置来，有的人更关心自己的行为是否有序。举个例子，对某种人来说，把钢笔和铅笔确切平行地放在桌子或台子的边缘，或是把毛衣很平坦地没有褶皱地放在毛衣架上，这都是很重要的事情。另外一种人是需要按照一定的顺序吃饭，可能是在吃淀粉食物之前先吃青菜，最后吃肉和鱼。有的人穿衣、刮胡子或是淋浴都要按照一定的顺序来。

如同其他类型的强迫症一样，问题不在于这个人确实用一种特定的方式将事物保持有序，而是此人如此过分地关注次序，以至于不切实际和令人痛苦的地步。同样，人们存在的一些无足轻重的小毛病（比如，早上先穿右脚的鞋子）就不被认为是强迫症，这仅仅是因为每天都是如此。只有当每次都按照同样的方式做事情变得过分重要，引起了痛苦，干扰了现实生活的时候，这些形式才变成暴露治疗的对象。

排序行为的集中暴露练习日程表

Marquita 主要是有排序仪式，在行为和物体上都存在。与前面阐述的 Nader 的情况不同，Marquita 把自己的公寓整理得干净整洁、井井有条。她非常在意家具和墙壁是否精确地排成行对。并且，不管任何时候，物体都要放在一个对称平衡的位置。换句话说就是，东西总是对称地放，每种物体的平面和边缘间都有相等的距离。并且，就算成对的东西不是同一类的，也是同一个尺寸的。墙上的图片要绝对笔直。如果墙上有一副画，那么在它的对面必须也要有一副画和它对望。Marquita 没有像“如果东西无序就会有灾害发生”这样迷信的想法。而是，如果东西放得“不对劲儿”，她就会觉得不舒服。

如果不是强迫症的话，Marquita 会过着一种很积极的生活。她是一个旅行作家，做了很多旅行。然而，强迫症状引起了她和别人的一些问题，因为她“控制”每一件很小、很琐碎的事情。她待在旅馆的时候，做的第一件事情就是把房间里的东西按顺序整理好。她不想家务管理职员动她房间里的任何东西，有时候因为他们坚持要进来整理房间，Marquita 就会和他们争吵起来。在工作的时候，她在办公室里也会遇到类似的问题。她不想任何人动她办公室里的任何东西（尤其是办公桌上的），如果有人这样做的话，她就会非常生气。也有朋友会来她家里拜访，他们都知道在那里不要碰任何东西。她从不举行聚会，因为东西会被别人动用。

除了要把东西排序外，Marquita 有时会觉得她做的并不是“很对劲儿”。比如说，她穿衣服的时候要用一定的顺序，她总是先把左胳膊、左腿穿进去，还要先穿左边的鞋子。这对她来说不是毫无意义的习惯：她如果不那样做的话确实会感到相当得不舒服，因此她很注意怎样穿衣。洗澡的时候，她先洗左边，擦干的时候也同样如此。如果她没有有序地做某件事情，后来又注意到的时候，她就会从头开始（比如，脱下衣服，然后再穿上）。

尽管有强迫症，Marquita 一样可以将事情处理得井井有条，但是她发现花费这么大的精力放在整理东西上真的很累人。

并且，当人们没有任何恶意地动她的东西的时候，她都会大发脾气，她自己觉得这样很不好。

Marquita 的暴露练习如下：

- 非有序地放衣物：50 SUDs
- 非平衡地往桌子上放东西：55 SUDs
- 非平衡地安置家里的家具：57 SUDs
- 不整理抽屉里的衣物：60 SUDs
- 不整理橱柜里的衣物：75 SUDs
- 在会议上归错文件：75 SUDs
- 在桌布上只放一个花瓶：85 SUDs
- 把垫子随意放在沙发上：90 SUDs
- 允许治疗师把家弄乱：95 SUDs
- 让孩子在家里动东西：95 SUDs

每日暴露练习

第 1 天：在办公室里，Marquita 弄乱了她穿着的衣服。治疗师建议她用不同的方式来做。Marquita 重新扣一遍衣服的扣子，让它们错着一个孔扣上。她也让自己的衬衣从裤子一边露出一点来，这样看起来就“不和谐”。她解开衬衣袖子的纽扣，就这样不整齐地开着。她也摘下一个耳环，这样她就只在一只耳朵上戴着耳环。家庭作业是把衣物放乱，第 2 天穿的时候，再用相似的方法弄乱。还有，Marquita 从她的衣橱里拿走一整抽屉的衣物，第 2 天带到会议中来。

第 2 天：治疗师向 Marquita 展示怎样清空一抽屉叠好的干净衣物，然后随意地把它们放回抽屉里。他们在办公室的地板上倒空了抽屉，然后捡起那几摞衣服，没有折叠，再把它们全混了放进抽屉里。并且，Marquita 练习着将东西搬到诊所的办公室，然后把它们放置到一个不对称、不平衡的地方。Marquita 的家庭作业是弄乱更多抽屉的衣物，就用她和治疗师练习过的那种方式，然后把东西放在家里的桌子上，这样她就处于一个无序的状态。

第 3 天：治疗师在 Marquita 的公寓见她，然后在那儿教她怎么弄乱东西。Marquita 弄斜了墙上的几副画，这样它们就不是绝对的对称了。她摘下了一幅画，把它放进壁橱里，使公寓

看起来“失衡”。她也移动了桌子上的几样东西，不再让它们平行于桌沿，也不再平衡地放在桌子上。Marquita 和治疗师将沙发移动了一点，使其不再和房间里的其他家具和墙壁严格平行。Marquita 这次的家庭作业是克制住自己，不要整理公寓，要弄乱壁橱里挂着的衣物。在弄乱壁橱的时候，她弄混了物件悬挂的地方，让几件衣物掉到了壁橱板上，弄乱壁橱板上的鞋子，然后把一双鞋子和一件衬衫扔到床底下。

第 4 天：Marquita 没有去办公室，她在约定的时间给治疗师打电话，然后回顾昨天家庭作业的过程。治疗师让她在家再做一遍从第 3 天开始做的所有的练习，然后在 1 个小时之内给治疗师打电话，讨论练习的过程。Marquita 给自己的无序任务加了一条更具挑战性的练习：她把桌布上的花瓶移到一边，让幕布看起来明显地失衡。

第 5 天：治疗师再次在 Marquita 家与她会面。他们把沙发的垫子拿下来，然后和椅子上的垫子交换。他们也把沙发上的一个垫子扔在墙边的地板上。然后练习拆乱床铺，再重新整理。治疗师要求 Marquita 展示了铺床的完美方式，然后他们又拆掉，治疗师再给她演示怎样用不苛刻的方式来铺床。床单不完全平整，也没有把四角掖到床垫下，毯子上还有一些褶皱，枕头也从盖毯边缘露了出来。Marquita 练习着这样铺床。Marquita 允许治疗师随意弄乱公寓里的各种物件。治疗师弄乱了每间屋子，每次只是她一个人在场。而 Marquita 总是待在不同的房间，这样她就不会监督或控制这个过程。治疗师在每间屋子里都把各种物品移动一点，这样既达到了搞乱的目的，又不至于乱得太过分，避免造成找不到的东西的麻烦。家庭作业部分是 Marquita 要求她的姐姐周末过来，带着她两岁大的孩子，这个小孩喜欢玩垫子和任何他能接触到的东西。Marquita 让小孩随意地玩垫子，随后也没有整理。Marquita 的姐姐也给孩子带来了塑料积木，他玩完之后在公寓里扔得到处都是。Marquita 的姐姐同意了 Marquita 借来积木做练习，整个周末 Marquita 把积木扔得到处都是。

第 6 至 10 天：继续扩展第 1 至 6 天完成的练习。Marquita 大部分剩余的时间就是每天做搞乱东西的练习。在第 6 天和第 8 天的时候，治疗师在 Marquita 家里与她会面，向她展示再怎

样把她的公寓回归到有序的状态，但是这次每件东西都放得有些不完美。这段时期的某一天，Marquita 见了一个有小孩的朋友，小孩子被应允在某种程度上弄乱她的公寓。后来，Marquita 一直保持家里的混乱状态，直到次天才被允许用一种非苛刻的方式清理了一下。

Marquita 的强迫症状定义的是排序仪式，而且她能坚持不懈地完成暴露练习，完成了包括 10 个会议在内的所有暴露项目，也不再被顺序所烦扰。在随后的几个星期里，她坚持不完美的状态，但不再用一种夸张的方式练习制造混乱。因此，即便是她的治疗计划确实很集中，集中的部分也比有更复杂症状类型的人短一些（大约两周）。因为 Marquita 不相信会因无序发生任何灾难，而且针对烦扰她的无组织状态做真实的暴露练习的确有实际作用，所以想象暴露并没有包括在她的治疗计划中。

排序行为的非集中暴露练习日程表

如果你想用一种比描述的集中暴露治疗更循序渐进的方法来治疗的话，那么你可以选择一点一点地打乱物品的顺序，每天用更少的时间（比如仅 15～30 分钟），甚至是每隔一天做一次。当然，就像治疗其他强迫症形式的计划那样，你每天练习得越少，被症状困扰的时间就越长。

不管你每天练习搞乱多少东西，关键是在你忍不住整天做苛刻的仪式时学会“接受不完美”。否则，如果你只是偶尔做一些简单的无序练习的话，剩下的几天你就会试图完美地做每一件事情，强迫症状就会变本加厉，而这本来可以在做无序练习的作用下被弱化的。有一点很重要，在非集中治疗计划中不要仅仅盯在搞乱东西上，而是要克制自己不再有仪式化的完美主义行为。

怎样处理精神仪式？

如果你不能说出强迫观念和精神仪式的区别，那么精神活

动上的仪式化就要比外部的仪式更难解决。有一个来访者每次想到鸡汤的时候都很痛苦。仅是鸡汤的这个想法就能引发被鸡汤污染的感觉，就像他的确真实地碰到过一样。为了除去这种不好的感觉，他想到了洗涤剂。鸡汤的想法是一种强迫性的入侵，但是想洗涤剂就是一种精神化的仪式。为了治疗能够成功，来访者首先要区分出强迫观念和精神仪式的不同来（这是因为一个人会用持久的暴露来与强迫思想作斗争，用仪式化的阻止来对抗仪式）。

怎样区分强迫性入侵和精神仪式呢？一般规律就是强迫观念通常会引发痛苦，而仪式只是暂时地缓解痛苦。事情容易搞混是因为人在有仪式化行为时，仪式本身就可以令人痛苦。这是一个很有用的规律。就像早期说过的那样，重要的是看到强迫观念和精神仪式的不同。因为你要和强迫观念斗争，就必须有意让它发生；但是要和仪式对抗，就要避免让它发生。你可以看到在你的暴露治疗中不要将这两者混淆是多么重要。

行为仪式要比精神仪式容易控制。举个例子，如果你有想清洗的冲动，你可以离开水龙头，直到冲动消失。你也可以在冲动变得很强烈时求别人帮助你分散注意力。然而，对于思想上的仪式（比如祈祷、重复单词，或是重复数数），你不能从这种仪式中“走开”，因为你是在精神上进行这些动作。不管你去哪儿或是做什么，你都可以做精神活动上的仪式行为。有时精神活动甚至看起来是自动机械地发生的。

对抗精神仪式的方式主要有两种。一种方式是在仪式化冲动要发生的时候转移你的注意力。另一种方式是每当有要做仪式的冲动的时候就做暴露练习。这就意味着你要有意地把试图消除这种冲动的精神仪式用强迫观念来代替。一旦你意识到这点的时候，就要立即停止精神仪式，然后思想上形成强迫观念。换句话说就是，暴露练习是用强迫思观念来代替精神仪式，直到其自行消失。

第六章

获取治疗计划的最大价值

虽然治疗计划背后的基本理念（暴露、克制仪式化）不是很难理解，但真正做起来并不像想象中那样容易。这一章会提供一些忠告，告诉你怎样帮助自己坚持治疗计划，这样你就会达到你的目的：从强迫症中解脱出来。

培养面对可怕情境的勇气

这项计划的困难之一是让自己做暴露练习。如果你发现自己不愿意尝试去做一种或更多这样的练习，理由是自己会感到焦虑，那么你能做的事情就是提醒自己做这种练习背后的思想观念。这一章中的资料可以帮你做到这一点。

面对可怕情境的时候要记住，即使这些情境是令人痛苦的，但对你而言都是至关重要的。如果你想从这项治疗中得到缓解，那就必须做练习。我们后来发现许多强迫症患者实际上是可以选择面对恐惧，进而缓解强迫症的。应特别注意的是，不要屈服于诱因而推迟暴露练习，因为这将放慢消除自己强迫症状的进程，甚至可能完全停止进展。

在暴露治疗中你面对的最困难的情况，就是人们通常认为的最显著的缓解期。遗憾的是，也正是在这一部分的处理中，你最可能被引诱，回避暴露练习计划，因为你做练习时焦虑。当然，这也可能发生在治疗的初期阶段，这似乎更有可能是清单中最困难的项目。只有当你做了长时间的暴露，一直做到清单最困难的项目而依旧没有仪式化时，它们才会失去引发你焦

虑的力量。要想暴露治疗成功，这点就必须要做到。提醒自己这些事情可以帮助你培养做这些困难项目的勇气。

危险的野兽或纸老虎

有时人会对要做的暴露练习感到非常焦虑，因为他们认为这实际上是很危险的。在这种情况下，应特别注意的是，要提醒自己危机感是伴随强迫症产生的一个误区，暴露练习会减轻你的这种危机感。你可以把可怕的暴露项目想象成是一个骗子、一个伪装成凶猛野兽的纸老虎。你必须要触摸它，揭露它，从而发现它是无害的。只有当直面野兽时，你才会了解到这真的只是一只没有危险的纸老虎。

尽早面对最令人痛苦的情境

通常尽可能长时间地推迟暴露练习是有诱惑力的，因为它们令人痛苦，当然谁都宁愿推迟痛苦的感觉。然而，推迟你的练习就强化了回避行为，放慢了治疗计划的进程。如果你的进展放慢到了某种程度，你可能会厌倦了这项计划，并放弃努力。

如果你正在尝试做的一个暴露练习没有专家的指导，然后你没有成功，有个可选择的办法就是自己停止努力，找一个好的治疗师。如果你还没有尝试过治疗强迫症的药物，那另一种选择就是暂停这项治疗计划，咨询精神科医生寻求药物治疗，可能药物足以缓解症状或减轻你的强迫困扰，以至于你可以重新恢复做暴露治疗。有时，不再继续暴露治疗会比因为治疗失败所带来的愤怒、愧疚或悲伤的感觉更好一些。

计划好最困难的暴露练习

有一个方法可以帮助你面对最可怕的情境，结合暴露任务的计划安排，坚持治疗初期的日程时间表。换句话说，就是在你计划这项治疗时，要作出一个具体的何时做练习的时间表，然后每天都要遵循这个时间表去做，只有确实紧急的情况除外。拖延也是一种回避行为，可以强化强迫症。

一旦你学会了暴露练习的指导方针，你可以每天留出时间来做暴露练习。下面的时间表样本可以告诉你怎样制定一个自己的练习时间表。

练习时刻表样本

日期	时间	你要做的练习
星期三	下午 6：00～7：00	想象暴露：公园长椅
星期四	下午 6：00～7：00	想象暴露：公园长椅
星期五	下午 6：00～7：00	想象暴露：公园长椅
星期六	上午 9：00～10：00	想象暴露：公园长椅
星期六	上午 10：00～11：00	真实暴露：公园长椅
星期日	下午 1：00～2：00	真实暴露：公园长椅
星期日	下午 7：00～8：00	想象暴露：厨房情境
星期一	下午 6：00～7：00	想象暴露：厨房情境
星期二	下午 5：00～7：00	真实暴露：厨房地板

注意，在时刻表样本中只有几个重复的情境。你不必在第一周内就面对表上所有的情况。实际上，在开始时反复练习一种情况直至变得更轻松，然后再练习另一种情况，这样做效果是不错的。另外要注意的是，每次练习至少要做 1 个小时。因为长期暴露远比短期暴露效果好得多，所以每次练习要尽量地做到至少 1 个小时的时间。在这里最重要的一点就是要做好一个练习的日程时刻表，然后严格遵循。

给自己做一个第一周的自我暴露练习时刻表。你每周都要做一个新的表格，看看自己已经完成的、将要完成的和可以完成的内容是什么。

暴露练习时间的长短取决于你的时间，以及多久可以体会到症状的缓解。记住，要尽量地坚持暴露练习，尽可能地体会在情境中你所感受到的痛苦的明显缓解。这种事情可以发生几分钟，也可以是几个小时，这取决于实际情况，而且因人而异。

什么是勇气？

通常人们会认为，暴露疗法是用来体会勇气的作用。勇气就是面对恐惧时会自愿采取必要行动。因此，没有恐惧，就没有勇气。病人在知道会有疼痛和痛苦的时候还同意做必要的手术，这是勇气；海岸警卫队救援人员焦急地驶入飓风中，寻找在海上迷失的船只，这是勇气。你很可能还会想到许多其他关于勇气的例子。强迫症的暴露练习就是勇气的练习。

冒险

有时一个人在面对治疗计划中的恐惧情境时会变得犹豫不决，因为他不想冒险。有些强迫症患者坚持要求在他们执行计划前所有的事情都要有绝对的保证。他们不愿意冒险。不幸的是，真的没有绝对的保证。如果在执行任务前竭力要求这种保证就会导致自己完全无力，筋疲力尽。

假定你是一个农民，担心附近的一条河会发大水，因为大水会损害你的庄稼从而给你造成经济损失。为了安全起见，你花了两个月的时间在那条河与你的田地之间挖了个沟渠，这样河水就会流入沟渠并且在你田地的周围流动。但你仍然认为你的田地不是绝对安全的，即使你还没有种植任何作物，因为你一直在忙着挖沟渠。你决定在沟渠和田地之间建一堵墙以防万一水溢出水沟。为了修这堵墙，你花了三个月的时间并花掉了大部分的储蓄。你仍然觉得不安全，所以你决定在墙的另一边再挖一个沟渠，再建一堵墙，并在中间安装水泵，以防水漫过第一堵墙。在你建好所有的屏障以后，作物生长的季节都已经过去了，可你还没有种植任何作物。这时你已经不能偿还债务了，而且你还没了收成。

问题的关键是，即使有发大水的危险，那你也为保护自己付出了代价。有时候人们花了比他们能负担得起的更多的钱，而且这也偏离了原来的目的。如果你坚持采取一切可能的措施来获得绝对的安全，你就没法去做其他的事情，这是个极高的代价。大多数人选择去接受小风险，因为这样做比消除所有的

风险更切合实际。面对害怕的情境涉及非常小的危险，我们认为这些情境一般都是安全的。然而，他们并不是绝对安全的，没有绝对的安全保障。除非你准备好了去接受持续的强迫性痛苦、回避和仪式的代价，否则你必须要去承受暴露练习中那些小的风险。

你很愿意有人来帮你理性地争论一下暴露任务风险的本质。经验表明，这并不怎么起作用。很可能已经有人告诉你，这种焦虑是没有道理的，但这并没有动摇你的强迫症。强迫症的本质就是即使再好的理由都不会有帮助。而做暴露练习会有所帮助。因此，你必须要走出试图解决风险的困境，继续做暴露练习。

中级难度练习介绍

如果你严格地执行计划，但是在履行过程中遇到了一个高难度的项目，陷入了僵局，那么就要形成一种中等难度的练习，介于上次练习和目前陷入僵局的项目之间。克服中级难度项目可以帮助你解决更难的练习。最好是稍微调整一下你的治疗计划，而不是就这样僵持着或是选择放弃。但是，不要太快地做出调整，想延迟做更难的练习，因为推迟太久会放慢甚至中止治疗的进展。

解决与暴露练习无关的问题

有时候，在生活中发生的事情本身就令人很痛苦，虽然这些痛苦并非来自暴露练习，但它仍然会干扰到你。例如，在履行计划的过程中，你可能会被最近发生的事情（如与朋友或亲戚吵架）、对未来的思考（如需要获得新的工作和独自生活在一个新的地方）或其他令人焦虑的事情干扰。如果在治疗过程中你遇到了重大压力，那么来自治疗中的和生活危机上的双重压力对你来说将是一种严峻的考验，这会是一个足够充分的理由来推迟做暴露练习，直到你处理好了出现的问题。然后，在你冷静一些的时候，就会有更多的时间和精力重返治疗计划，重

新开始。

处理治疗进展缓慢的方式

有时治疗的进展会比你期望的慢。一个可能的解释是，由于某种原因，你做得练习太少。下面提供给你一些建议：

1. 如果你忘了做练习，就使用一些对抗遗忘的装备，如备忘录、设置闹钟、让朋友或家人提醒自己、每天在规定的时间做例行功课，等等。

2. 如果你是因为焦虑而逃避练习，那么就要提醒自己履行这个计划非常重要，尽管在这个过程中会伴随焦虑或痛苦，但是长期练习的“回报”是强迫症状的减轻。

3. 如果受到强迫性完美主义的干扰，就要提醒自己试着有意不完善地做练习，不要在它们身上花费过多的时间，要像刚开始实践新的习惯似的。如果你没法克服自己的困难，暴露疗法的专业治疗师也许会为你指明方向。

第七章

将你所学到的东西扩展应用到日常生活中

一旦你能够成功地面对暴露清单中的各种情况，并且感到痛苦减少，就是将你所学的暴露练习付诸实践的重要时期。这就意味着你需要努力地在日常生活中应用所学到的暴露行为练习，以此来减少强迫症状。

扩展治疗计划的一个显而易见的办法是，继续实践暴露练习一段时间，尽管它们已经不再怎么干扰你了。这种暴露的目的是帮助你“熟记”或是强化新的做事方法。另外一种扩展治疗计划的方法就是尝试在一些和你以前遇见的问题情境有些不同的新情况中做暴露练习。

例如，如果你已经尝试了从一个超市购买和食用未经清洗的苹果，你可以有意去另外两家超市和室外的水果摊或农贸市场购买来扩展你的治疗计划。这个想法是为了在各种不同的背景中购买和食用未洗的苹果，做相同的练习，而不仅仅是在同一家超市里。另一个是有关厕所的例子。假设你已经在家里或某个餐馆里的厕所进行了大量的暴露训练，这样就比你开始治疗之前容易了许多。尽管这已经比较容易了，但是能去不同的商店、餐馆、机场和其他公共设施对你来说也是不错的，这样你就可以将你所学的扩展应用到各种情况，并且强化新的行为模式。

一种选取扩展暴露练习日常情况的方法是，返回开始治疗计划之前清单上烦扰你的回避情境。哪些是你通常会因为强迫症而回避的地方？为了扩展你的暴露练习，就需要特别注意去几乎所有你能找到的这类地方做练习，而不仅是其中一个。

回到实际日程中来

另一种扩展治疗计划到日常生活中的方式是，计划返回到“正常”的日程中来。这种应用不仅仅是在你由于强迫症而曾经逃避的各种情况中，而且还要用非仪式化的模式代替之前衰弱的仪式化。这不仅是应用到你原先因为强迫症而回避的所有情况，而且也是为了将原来令人筋疲力尽的仪式取代为非仪式化的行为模式。

一旦清单上令人苦恼的项目由于暴露练习而明显减少，你就可以采取保守一点的态度。比如，假定你的暴露练习包括有意在对话中犯错，那么，这就是因为你总是担心会犯错。你的新的态度就是每天让自己出现一些比较小的对话错误，而不是每天花几个小时练习犯错误。事实上，这个新的态度是非常有实效的：每个人都会偶尔讲错话，你应该有意识地让这种情况发生。

另一个扩展治疗计划到日常生活中的例子涉及洗手的问题。如果在治疗计划的扩展时期你克制住了所有的洗手行为，而且现在很少有仪式化清洗的冲动，那么你就可以采取一个更为平常的洗手方式：只在手上有明显的灰尘时才能洗手。你的手有没有被报纸油墨染黑了？你有没有在菜园的土壤里干过活或是接触过油腻的汽车发动机？你有没有揉过黏手的面团或是剥虾壳？你给汽车加油时有没有把油洒在手上？没有仔细检查的话，你是否能看到、感觉到或是嗅到手上的脏东西？如果是，你可以简单地洗洗手。如果不是这样的话，就不要洗了。“没有仔细检查”是很重要的，因为你不能把例行检查手上灰土的这种行为变成苛刻的仪式化检查。

你需要日常练习的指导吗？

如果你在判断什么是实际的行为（而不是仪式化行为）方面总是有困难，那么形成一些符合你特殊需要的指导规范可能会有帮助。这种规则可以承受相当一部分有关之前问题情境决

策的负担。例如，如上所述，如果你有洗手的麻烦，那下面的规则可能比较适用：只有当手上真有灰尘时，即不用仔细检查就可以看到、感受到或是嗅到灰尘时，才可以洗手。也许一直以来，你都是用一种其实不知该怎么做但其实有用的方式去做某种事情。如果你不能制定出针对自己特殊情况的规则的话，那就去咨询你的治疗师或是一个有实际想法的朋友，这样或许会对你有所帮助。

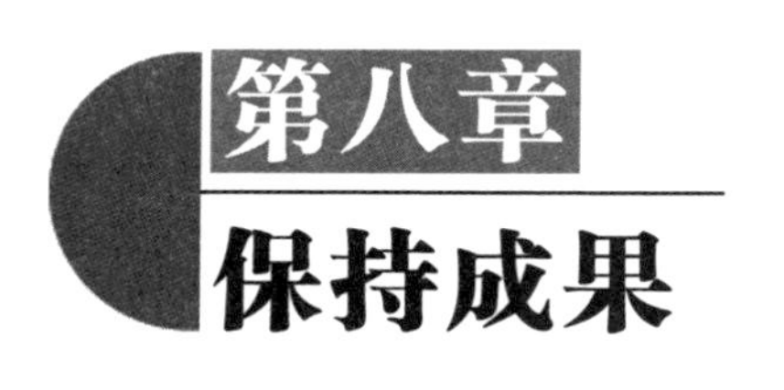

第八章 保持成果

暴露和反应阻止治疗减轻了你的那些强迫性习惯，减轻了症状。然而，即使是在治疗成功后，强迫症也很少会彻底消失。事实上，在一段非常成功的治疗之后，引起你焦虑和仪式化的情境还可能会再出现。重要的是你要知道这种事情会发生，这样就可以做好处理该情况的准备，保留治疗得来的成果。

保持成果需要做到：（1）了解复发原因；（2）继续自我暴露；（3）尝试改变生活方式。一般来说，复发不会立即发生，而是先出现很多小失误，日积月累，直至症状影响了每天的正常生活。特别注意的是，当出现回避或仪式化的诱发情境时，不要屈服，不要有“只一次就好”的理由。如果出现小失误，请把它看做只是一个意外，不要灰心丧气，立即做自我暴露练习。记住，小的失误不会导致复发。然而，放弃暴露练习和仪式阻止，就会导致复发。就像节食，一个意外本身并不重要，但是如果因为“坏心情”而放弃节食，就会导致明显的体重增加。

保持成果最有效的途径是继续积极地实施治疗中学到的东西。如果你不练习自助手册学到的东西，那么在有突发的强迫念头和仪式化的欲望时，就会忘记应该怎么做。因此，将来某个时间，这些发生的时候，你就会陷入到回避和仪式化的旧习中。为了加强新习得的行为模式，就必须继续练习。如果不练习，之前学到的东西就会丢失，那么当强迫干扰再次出现时，事情就不会那么容易处理了。

自我暴露的原则

通过自我暴露防止复发，你可以试着做到以下几点：

1. 当强迫干扰出现时，把感觉到的痛苦当作先兆。

2. 强迫干扰出现时，处理它的第一步是把注意力放在手头的任务上，而不是做仪式化的动作。

3. 如果令人痛苦的干扰还在持续，那么就用夸张的方式大而化之，直到相关的痛苦感觉缓解。

4. 如果一种类型令人痛苦的强迫干扰出现，那么就有意识地去重复面对引起强迫干扰的情境，直到引起的痛苦、干扰闯入的频率和持续时间都明显减少为止。

应对压力的方法

就像上面提到的，日常生活中的情绪压力会突然将一些小的失误引入强迫症模式。我们还不清楚为什么会这样，但一般的理解是，一个人能做的事是有限的，一旦超负荷，你当前的注意力就会分散。举个例子，如果你正通过一个节食和运动计划减肥，这时你遇到了许多压力（比如财政、家庭或工作问题），那么你可能就不能坚持这项计划了。

保持强迫症治疗计划成果的一个有用的方法是，确认对你而言的压力情境是什么，识别出你应对这些压力的习惯性方法。罗列可能的问题情境（例如：过多的家庭责任、学校或工作情况的需要、具体的人际关系冲突），提前计划好怎样做可以让自己减压。如果你能从这些情境中减轻情绪上的负担，那么在应对这些压力的时候，强迫症状复发的可能性就降低了。现在已经发现和研究出了各种有效的压力管理技术。有时人们会接受这些技术的团体培训，称作"焦虑管理训练"。其中一项是教你学会在社交情境中如何清晰有效地表达自己的想法，这通常叫做自信练习，由专门的自信训练行为培训师授课。另外一项技巧是教你识别出导致自己情绪困扰的习惯思维模式，然后改变

这种思维模式，这叫做认知重建，在认知治疗中很重要。其他技巧包括各种身体放松和精神放松的方法，如循序渐进的肌肉放松训练和其他冥想练习。

这本书并不是用来帮你形成一个压力管理的通用方法，而是为了帮助你提高管理压力的技巧。你可以从这里学习一些或全部方法，可以通过自己阅读，或让一个专业领域的治疗师来教你。

告知家人和朋友

把在治疗过程中做过的和正在进行的事情告诉你的朋友和家人，得到他们的支持，这样会有助于你保持治疗的成果。

当然，你要决定是否想跟某个人谈以及想谈到什么程度。有些人不能理解强迫症的本质和治疗方法，他们要用你理解的方式去试图弄明白的话就有些令人沮丧和不值得了。如果你下定决心要告诉别人自己强迫症的情况和你现在做的事情，那么你就要根据他们的理解能力去和他们讲。

大多数人能理解习惯是难以克服的，这是一种描述你体验的解释方法。大多数人也能理解不同的人有不同的缺陷和弱点，他们会认为你的缺陷就是容易变得焦虑，会有回避和仪式化的行为。他们难以理解的是药物和认知行为疗法怎样能够治疗强迫症状。他们一直思考的问题是“强迫症到底是精神疾病还是躯体疾病”。最简洁有效的解释是，强迫症既是精神疾病又是躯体疾病，所以每种治疗方法都有效。

当你跟家人或者朋友谈起自己的情况时可以告诉他们，你需要付出额外的努力来应对压力（包括人际压力），这样强迫症状才不会再次出现。这也意味着，如果你的家人和朋友有非难你强迫症状的习惯的话，那么他们就不能帮上什么忙了。完成治疗后你就能体会到，强迫症症状真的是个麻烦。并且，你可以让他们不要担心自己偶尔出现的小问题。只要你能意识到这些问题为什么出现，而且及时做暴露练习，那么这些问题就可能不会再出现了。

用新的行为来填充强迫症留下的空间

对一些人来讲，强迫思维、回避和仪式占用了他们太多的时间和精力，以致自己没有发展别的兴趣爱好。如果这种情况已经发生在了你身上，那么培养新的兴趣代替以前花在强迫思维和仪式上的时间对你而言就很重要了。除非你能找到真正能满足你的兴趣，否则你就会又想去做你以前相当熟悉的事情：强迫思维和仪式化。如果你整日整夜地待在家里，无聊，没有目标，那么仪式化的冲动和强迫思维就有可能趁机侵入。为了保留暴露治疗带来的成果，你应该找些事情来做。

如果你在培养新兴趣和行为方面没有技巧或没有头绪，找不到令你感兴趣的事，那么你可以到家人、朋友、职业指导顾问或治疗师那里寻求帮助。

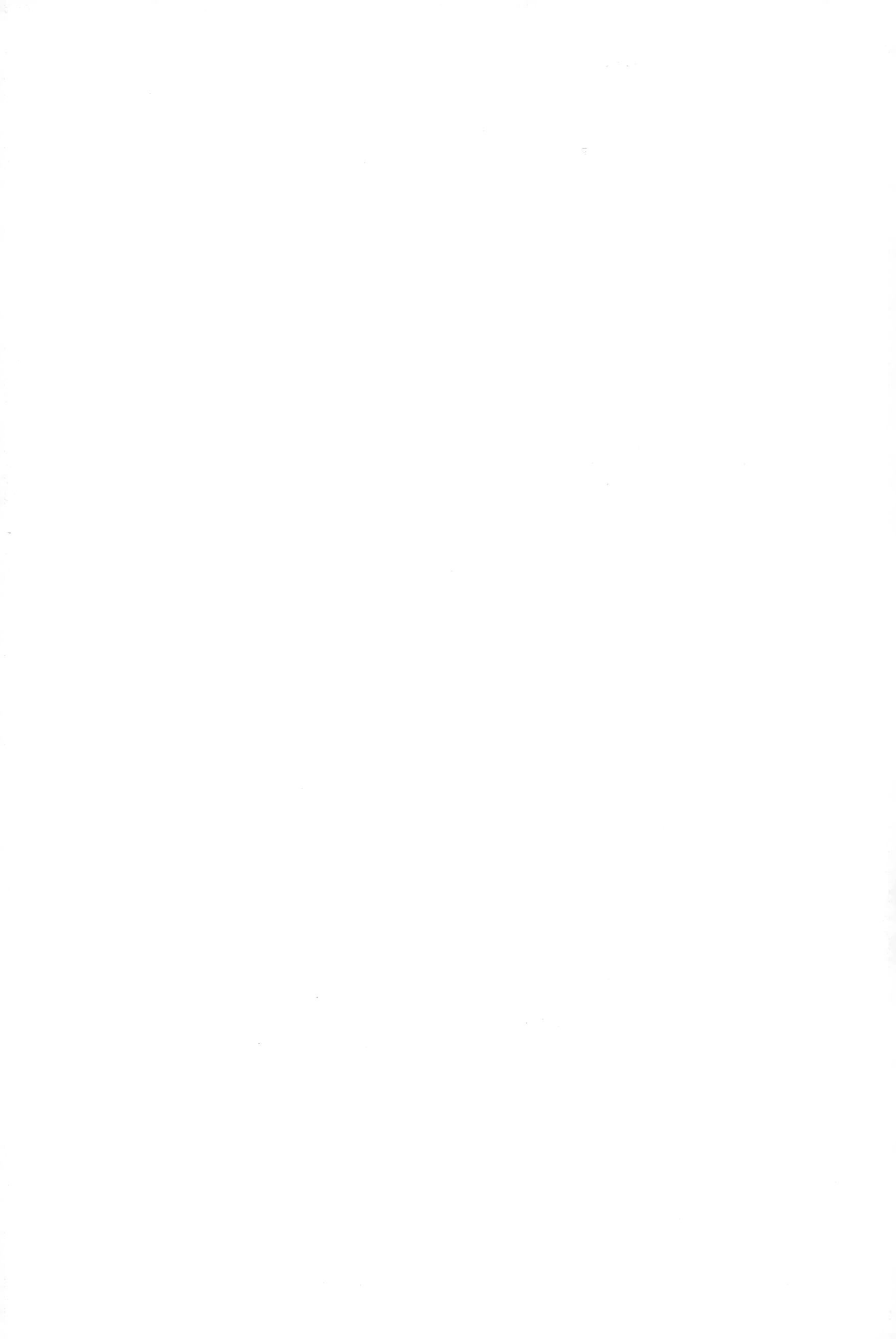

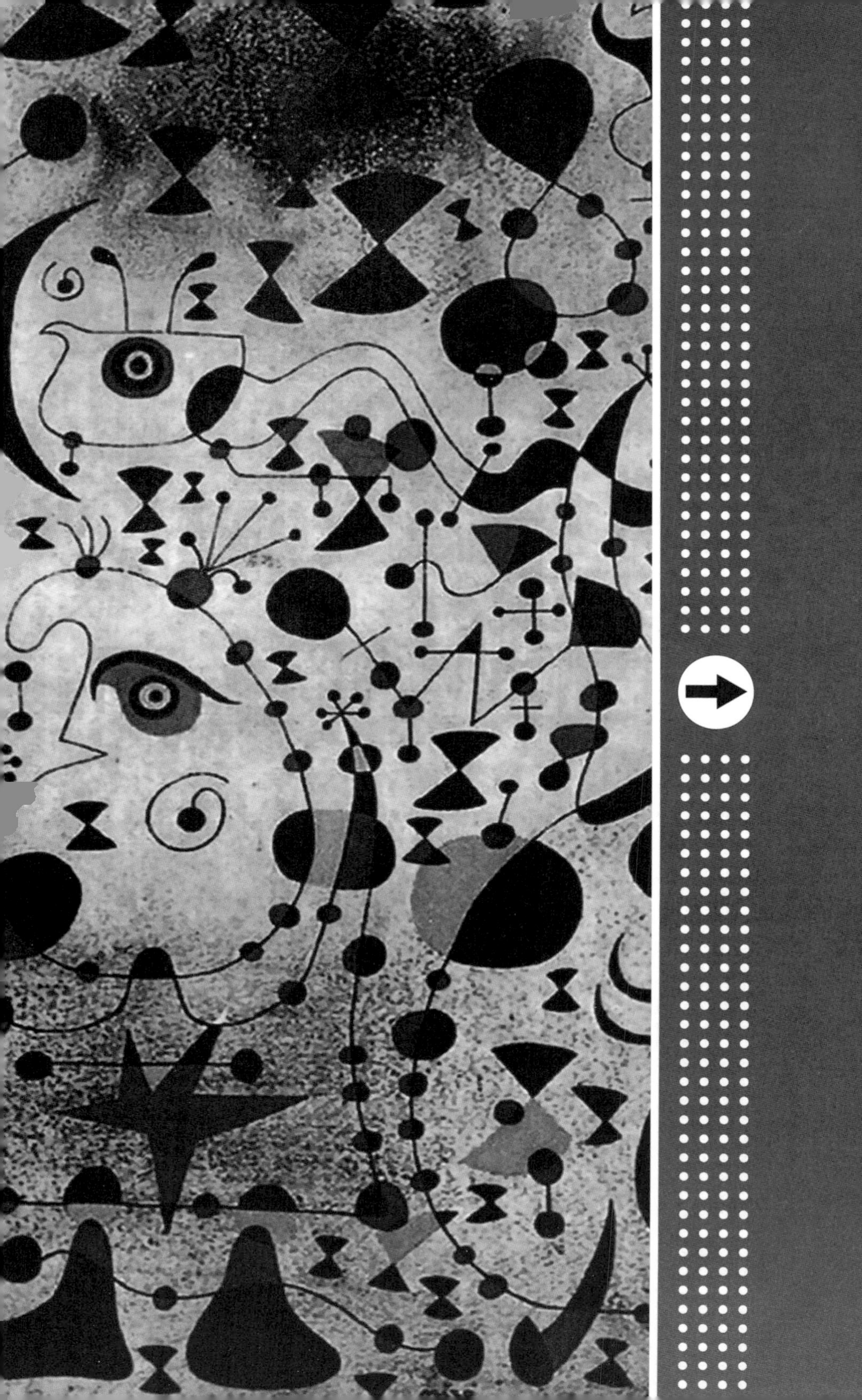

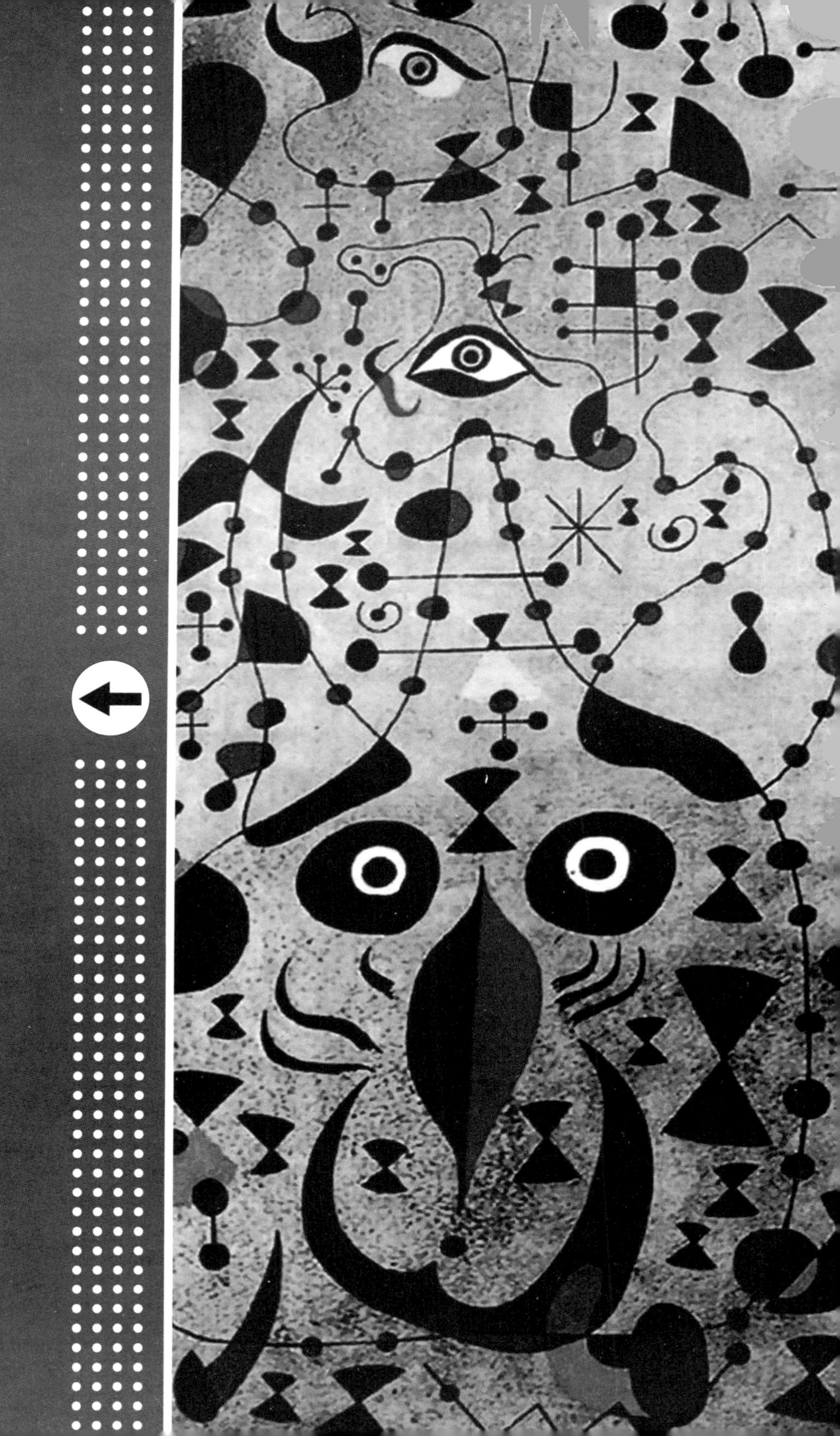